Ueber die Verletzungen des Rückenmarkes in Hinsicht auf ihr Lethalitäts-Verhältniſs.

Von

Dr. Joh. Ludw. Casper,

practischem Arzte in Berlin, mehrerer gelehrten Gesellschaften Mitgliede.

Aus Rust's Magazin für die gesammte Heilkunde besonders abgedruckt.

Berlin, 1823.

Gedruckt und verlegt

bei G. Reimer.

Einleitung und historische Resultate.

§. 1.

So höchst wichtig für die thierische Oekonomie das Rückenmark ist, so wenig ist leider bis jetzt von seinen Verhältnissen, seiner Bedeutung Sicheres und Begründetes erforscht, und die Physiologie, die Pathologie und die pathologische Anatomie zeigen in diesem wichtigen Kapitel noch die fühlbarsten Lücken. Viel haben diese Disciplinen den Untersuchungen Arnemann's, Peter Franks, Brera's und anderer neuerer Schriftsteller zu danken, die im Verlaufe dieser Abhandlung noch oft genannt werden müssen: ein grofses Licht haben die neusten Experimentatoren über das Rückenmark, Wilson Philipp und Legallois angezündet, aber schon in den sich ganz widersprechenden Resultaten Beider ergiebt sich wieder, wie viel noch zu thun übrig bleibt! Wenn von der einen Seite dieses Dunkel aus dem Umstande erklärlich wird, dafs wir uns hier auf einem jener Punkte bewegen, auf welchen die Natur ihre geheimsten Werkstätten (die Quellen des Lebens) erbaut zu haben scheint, und in denen sie sich nicht genau belauschen läfst — so beruht von der andern Seite jenes Dunkel aber gewifs auch auf leichter zu überwindenden Hindernissen, wir meinen die Schwierigkeiten, die die Rückgrats-Sectionen bisher darboten *). Eben diese sind der Grund, dafs selbst in den bestpolicirten Staaten, in den besten öffentlichen Unterrichtsanstalten Oeffnungen der Wirbelsäule, wo nicht im einzelnen Falle eine unmittelbare Veranlassung dazu mahnt, im Allgemeinen gar nicht angestellt werden. So wurden, um hierfür nur ein neueres Beispiel zu citiren, das gerade für den Zweck meiner Abhandlung recht schlagend seyn dürfte, in fünf Jahren in der gerichtlich medicinischen Clinik zu Wien an 550 Untersuchungen und Oeffnungen an Leichnamen gemacht **), und fast

*) Diese Schwierigkeiten sind leicht beseitigt, wenn man sich zu den Rückgratssectionen des neuen Instrumentes, Rachitom, bedient, das ich in meiner Characteristik der franz. Medicin u. s. w., Leipzig 1822. 8. p. 424., beschrieben und abgebildet habe.

**) Bernt's Beiträge zur gerichtlichen Arzneikunde Bd. I—III. Wien 1818—20.)

bei keiner finde ich einer Section des Rückgrats erwähnt!

Wenn aber bis heute noch selbst die Bessern versäumen, den einzig richtigen Weg der anatomischen Untersuchung einzuschlagen, so ist es nicht zu verwundern, daſs eben Physiologie und pathologische Anatomie über die Verhältnisse des Rückenmarks noch so wenig Bescheid zu geben wissen.

§. 2.

Da aber die gerichtliche Medicin nur eine angewandte Wissenschaft ist, die auf dem Grunde jener Disciplinen fuſst, so würde schon aus dem eben gesagten folgern, daſs das Kapitel von den **Verletzungen** des Rückenmarkes keines der am festesten Begründeten in der Lehre von den Verletzungen ist, und wie sehr dieser Schluſs wahr sey, wie wenig die Lehrer über die Lethalität dieser Verletzungen unter sich einig, wie schwankend die Meinungen über den Grad der Tödtlichkeit derselben u. s. w. sind, wenn auch gewisse Hauptpuncte sie zu vereinigen scheinen, das lehrt eben ein Ueberblick über die Geschichte dieser Meinungen.

§. 3.

Hippocrates *) erklärt die Wunden des Rückenmarks überhaupt für tödtlich. **Galen** **)

*) *de Morbis etc. I Ed. Chart. VII. p.* 532.

**) *Lib.* 4. *de loc. affect. c.* 3.

macht indefs schon den Unterschied, den die meisten Spätern anerkannt haben, zwischen dem gröfsern oder geringern Grade der Lethalität, je nachdem der obere oder der untere Theil des Rückenmarkes leidet „*quo dispositiones praeternaturales plus sunt in parte spinae inferiore, eo minus noxiae.*“ — Fast eben so urtheilt J. J. Manget *): *quod spinae medullae vulnera, cum sp. medulla in partibus sub cerebri sitis, cerebri vices gerat, et cum cerebro substantiam, membranasque communes habeat, haud secus ac cerebri vulnera, ea spinalis medullae lethalia merito pronunciantur inprimis si superior ejus pars vulneretur.*“ — Allein schon damals erkannte man es, dafs es unzulänglich sey, sich mit dieser, und nur mit dieser Meinung zu begnügen, und schon bei Bohn **) findet sich der Unterschied zwischen transversellen und longitudinellen Wunden des Rückenmarks, dessen Wichtigkeit für die Grade der Tödtlichkeit behauptet wird. „Wunden des Rückenmarks, sagt Bohn, an seinem obern Theile, besonders transverselle, sind unbedingt tödtlich.“ Und bald darauf sagt er: „dafs auch zuweilen der untere Theil des Rük-„kenmarks tödtlich verletzt werde ***). Aehn-

*) *Bibl. med. pract.* u. s. w. Genevae 1697. Tom. 4. p. 1034.

**) *De renuntiatione vulner.* Lps. 1689. 8. p. 259

***) l. c. p. 261.

lich jener Meinung ist auch die Mich. Bernh. Valentin's *), der behauptet, dafs Fracturen oder Luxationen der Wirbelsäule „*per se lethales fieri possunt, cumprimis si spinae medulla per transversum dissecetur aut latius incidatur*" — und der Ausspruch Alberti's **) *maxime transversim inflicta (vulnera med. sp.) lethalia*" und gleich darauf: „*minora vero talia vulnera, subinde magis longitudinalia quam transversalia haud absolute lethalia sunt.*" Ja man ging noch weiter und unterschied für die Grade der Tödtlichkeit grofse und Queerwunden, und Longitudinal- und kleinere Wunden, indem man jene *per se* lethal erklärte, diese nicht. Obgleich Bohn diese Subtilität schon verwarf ***), so finden wir sie doch noch bei dem spätern Woyt wieder †). Teichmeyer ††) hält die „tiefen Wunden, so „in das Rückenmark gehen, für absolut tödt„lich," dagegen hatte Amman †††) eine Wunde des Rückenmarks *pro non lethali* erklärt. Boerhave ††††) rechnet nur die tiefen Wunden des obern Theils des Rückenmarkes zu

*) *Pandect. med. leg.* Frcf. 1701. 4. II. p. 355.

**) *System. Jurisprud. med. Halae* 1725. 4. I. p. 317.

***) l. c. p. 265.

†) Von den tödtlichen Wunden etc. Diesden 1716. 8. p. 179

††) Anweisung zur gerichtlichen Arzeneiwissenschaft. Nürnberg 1761. 4. p. 194.

†††) *Medicina critica etc* Erf. 1670.

††††) v. Swieten *Commentaria* etc. Leidner Ausgabe, p 250.

den absolut tödtlichen, welchen Ausspruch aber v. Swieten *) auch auf die tiefer liegenden Wunden des Rückenmarks ausdehnt. — So hält auch Hebenstreit **) die Rückenmarksverletzungen im Allgemeinen für absolut tödtlich, statuirt aber mit mehreren Alten (s. oben) einen gröfsern oder geringern Grad in der absoluten Lethalität derselben ***), je nachdem die Wunde höher oder niedriger am Marke liegt.

Mit der vorschreitenden Aufklärung in den medicinischen Wissenschaften, aber besonders mit den Fortschritten in der Chirurgie, und mit den immer mehr anwachsenden Erfahrungen von geheilten Verletzungen des Rückenmarkes, trennten sich die Schriftsteller immer mehr hinsichtlich der Behauptung über die absolute Tödtlichkeit der Rückenmarksverletzungen, eine Behauptung, mit der überall der gerichtliche Arzt so höchst vorsichtig umgehen mufs. Daher hören wir auch den vielerfahrenen Heister ****) sagen: „wenn der Haupt„theil der Wirbelbeine, und alsdann das Rük„kenmark zugleich verletzet, gequetscht oder „verrissen wird — so folgen bald Lähmig„keiten und gemeiniglich auch der Tod“

*) l. c. p. 253.
**) *Anthropol. forens.* Ed. II. Lps. 1753. 8. p. 462. 467.
***) pag. 467.
****) Chirurgie. Nürnberg 1770. p. 184.

und selbst von den Verletzungen des Markes am Halse behauptet Heister nicht absolute Tödtlichkeit *): „die Wunden des Rückenmarks „gleichwie sie überall höchst gefährlich, so „sind sie in dem Halse am allergefährlichsten, „und fast allezeit tödtlich" u. s. w. — Und als nun gar die Experimental-Physiologie sich geltend machte, wurde das Urtheil über die Tödtlichkeit der Rückenmarksverletzungen vollends schwankend. Denn ein schwankendes Urtheil darf es doch wohl genannt werden, wenn Haller **) in Folge der Versuche, die er an Katzen, Hunden und Mäusen machte, (und die den neuern von Legallois sehr ähnlich sind) und wo nach zerschnittenem Rückenmarke die Thiere noch eine Zeitlang lebten, wenn Haller deshalb die Wunden des Rückenmarks „nicht so ganz für tödtlich" erklärte. Eben so wenig befriedigt der berühmte Experimentator Arnemann mit seinem Ausspruch ***) „man kann den Versuchen zufolge, die man „an Thieren anstellte, doch nicht gerade„zu behaupten, dafs die Wunden des Rücken„marks zu den schnell tödtenden gehören."

*) l. c. p. 112.

**) Vorlesungen über die gerichtliche Arzeneiwissenschaft. Bern 1784. 8. II. Bd. 1r Thl. p. 416 sqq.

***) Versuche über das Gehirn und Rückenmark. Göttingen 1787. 8. p. 157.

§. 4.

Die neuern Lehrer, die wohl einsahen, dafs wenn irgendwo, so in der gerichtlichen Medicin, die Schlüsse von den Experimenten an Thieren auf den Menschen zurück, täuschend seyen, wenigstens ihre Resultate höchst vorsichtig anzuwenden wären, und die es auch erkannten, dafs Urtheile wie „nicht so ganz" und „nicht gradezu" dem Richter und ihnen selber nicht genügen könnten — die Neuern also sind wieder im allgemeinen mehr auf das alte Urtheil zurückgekommen, Rückenmarksverletzungen am obern Theil des Markes seyen rasch und unbedingt tödtlich, am untern Theile nicht oder weniger. So sagt Ploucquet *): „*Si m. spin. prope cerebrum, ubi vertebris colli* „*continetur, quovis modo laeditur, vel premitur,* „*sive per instrumentum laedens, sive per festucas* „*a vertebris avulsas, sive per cruorem extravasa-* „*tum, sive per luxatas vertebras, mors subito et* „*inevitabiliter sequi solet.*" Richter**) sagt ebenfalls: „Verletzungen des Rückenmarks bei Halswunden sind tödtlich." Genauer urtheilt Metzger ***): „die Verletzungen des Rücken-„marks sind desto schleuniger und unbedingter

*) *Commentar, medic. in process. criminales. Argent.* 1787. 8. p. 115.

**) Anfangsgründe der Wundarzneikunst, IV. p. 173.

***) Kurzgefafstes System der gerichtl. Arzn. 4te Ausg. Wien 1811.

„tödtlich, je näher der verletzte Theil dem „Hirnknoten liegt. Oft sind auch Kopfverletzungen mit Genickverletzungen verbunden, daher „auch jeder heftige Schlag ins Genick wegen „der damit verbundenen Erschütterung, jede „Fractur oder vollkommene Verrenkung der „Halswirbel, wodurch das Rückenmark gequetscht wird, und jede in das Rückenmark „des Halses durchdringende Hieb- oder Stich„wunde unter die absolut tödtlichen Wun„den gehört *). Sikora **) erklärt besonders die Verletzungen in der Gegend der Halswirbel für absolut tödtlich; eben so Müller ***) und Fr. Bene ****): „*Quo laesio vicinior est medullae oblongatae eo citius mortem infert,*“ womit auch Wildberg †) ganz übereinstimmt, der aber doch an einer andern Stelle ††) meint, die Verletzungen des Rückenmarks würden früher oder später doch immer absolut tödtlich. Henke †††), der Metzgers Meinung unterschreibt, erklärt doch aber auch: „jede bedeutende Verletzung des Rückenmarks

---

*) p. 79.

**) *Consp. med. legal.* 8. p. 100.

***) Entw. der ger. Arzn. 8. III. p. 188.

****) *Element. med. for. Budae* 1811. 8. p. 132.

†) Handb. d. ger. Arzneiwissensch. p. 364.

††) S. 365.

†††) Lehrb. der ger. Med. 3te Ausgabe. Berlin 1821. p. 255.

„für nothwendig tödtlich." Bernt *) hält Stiche in das Hals-Rückenmark unbedingt, heftige Schläge ins Genick meistentheils unvermeidlich, Verrenkungen der Halswirbel im hohen Grade tödtlich.

Boyer **) macht darauf aufmerksam, dafs die Lähmung bei den Verletzungen des Rükkenmarks nicht an sich, dafs aber ihre Folgen oft, wenn auch erst spät, tödtlich würden. So halten auch viele andere französische Aerzte jene Verletzungen nicht für unbedingt und absolut tödtlich. Marc ***) unterschreibt nur Metzger's Ausspruch, ja Foderé ****) findet sogar die Wunden des Halsrückenmarkes nur *généralement mortelles*, und Ribes †) meint geradezu, Wunden des Rückenmarks an seinem untern Theile seyen „nicht immer" tödtlich.

§. 6.

Dieser Ueberblick rechtfertigt, dünkt uns, die oben ausgesprochene Meinung über die Uneinigkeit und die Verwirrung in den Meinungen der Schriftsteller über die Tödtlichkeit der Rückenmarksverletzungen, und führt auf die

*) Systemat. Handb. der ger. Arzn. Prag 1813. p. 172 sqq.

**) Abh. über die chirurg. Krankheiten, übers. von Textor. I. p. 84.

***) *Diction. d. Sc. méd.* III. p. 302.

****) l. c. XLIII. p. 103.

†) l. c. LVII. p. 307.

Nothwendigkeit eines tiefern Eindringens in diese Materie, um wo möglich zu naturgemäſseren Resultaten zu kommen. Hier scheint es uns aber dann zunächst erforderlich, eine gehörige Trennung in den Verletzungen des Rükkenmarks zu machen, weil ja überall, und so auch besonders hier, die verschiedene Art der Verletzung sehr auf den verschiedenen Grad der Tödtlichkeit derselben influirt. Mit einer medicinisch - logischen Eintheilung der verschiedenen Weisen, auf welche das Rückenmark verletzt werden kann, ist dann also auch der Plan vorgezeichnet, den diese Untersuchung zu nehmen hat.

§. 6.

Das Rückenmark kann verletzt, d. h. durch eine im Leben zugefügte Gewalt getroffen werden, wodurch seine Verrichtungen gestört, gehemmt, oder aufgehoben werden, durch:

A. Wunden,

Diese sind entweder:

1. Stichwunden,
2. Hiebwunden,
3. Schuſswunden, oder
4. vergiftete Wunden (als Unterabtheilung).

B. Druck,

wenn nämlich Ursachen auf das Organ einwirken, die es zwar nicht in seiner Continuität trennen, wie verwundende Substanzen, die aber durch Quetschung gefährlich werden. Diese Ursachen sind:

1. Luxationen } der Wirbelbeine;
2. Fracturen }
3. Fremde Körper, die nach Verwundungen eindrangen und auf das Rückenmark drückten.
4. Flüssigkeiten, die widernatürlich nach Verletzungen exhalirt, oder secernirt oder extravasirt sind.

C. Erschütterungen.

§. 7.

Freilich sind diese Abtheilungen mehr logisch, als sie in der Natur streng gesondert vorkommen, wo sie sich im Gegentheil mannigfach verbinden und die Beurtheilung im concreten Falle erschweren, wie z. B. Fractur, Erschütterung und Extravasat sehr gut verbunden seyn können u. s. w., aber es scheint mir dennoch zweckmäſsig vor der Hand und für meine Absicht dabei stehn zu bleiben.

Erstes Kapitel.

Von den Wunden des Rückenmarkes.

I. Stichwunden.

§. 8.

So wie Stichwunden schon im Allgemeinen bekanntlich unter den einfachern Wunden zu den gefährlichern gehören, weil sie tiefer in den Körper eindringen, leichter wichtige Organe verletzen, gern Entzündung und Eiterung veranlassen, und enge Kanäle bilden, die den Ausflufs des Eiters hindern, so sind auch Stichwunden, die das Rückenmark verletzen, nach dem Urtheil der meisten Autoritäten, in jedem Falle höchst gefährlich, was wir hier jetzt noch genauer begründen werden. Stichwunden des Rückenmarks hält Forestus *), wenn sie gleich klein sind, für eben so tödtlich als grofse andere Wunden, und Woyt **) sagt gleichfalls: „wenn das Rückenmark auch „nur ein wenig gestochen wird, verursacht's „den Tod in Ansehung der Zufälle, die dazu „schlagen." „*Si sonticae puncturae in quolibet* „*med. spin. tractu eximios offenderunt nervos, tunc* „*perinde lethalis exinde provenit laesio*," urtheilt Alberti ***). Penetrirende Stich- und Hiebwunden im Rückenmark erklärt Bene für

*) *Obs. Chir. Lib. VI.*

**) l. c. p. 179.

***) l. c. I. p. 318.

absolut tödtlich *) und Henke versichert, dafs eine Tödtung Neugeborner durch feine Stichwunden in das Rückenmark bewirkt werden könne **).

Es können aber, wenn alles gehörig erwogen, und das consultirt wird, was die Erfahrung in speciellen Fällen gelehrt hat, Stichwunden des Rückenmarkes im Allgemeinen (und *in Abstracto*) nicht für absolut tödtlich gehalten werden. Ferrein theilt in der *Histoire de l'Académie des Sciences de Paris* ***) den höchst merkwürdigen Fall von einem Soldaten mit, den ein Degenstofs in den untern Theil des Rückenmarks eingedrungen war. In kurzer Zeit war der Verwundete anscheinend geheilt und ging zu seinem Regimente; immer aber klagte er noch über heftige Schmerzen in der ehemaligen Wunde und konnte nur mit Mühe gehen. Nach vielen Jahren bekam er den Scorbut, genas in vier Wochen, der örtliche Schmerz indefs war nun heftiger als früher. Bei genauerer Untersuchung findet man jetzt am zwölften Rückenwirbel eine fluctuirende Geschwulst. Auf den Einstich fliefst ein Weingläschen voll röthlichen Serums heraus, und es zeigt sich „*le bout* „*d'épée long de deux pouces*." Es erfolgen Convulsionen

*) l. c. p. 153.

**) l. c. p. 403.

***) An. 1743. Par. 1746. 4. p. 90.

sionen und unwillkührliche Ausleerungen, als man die Degenspitze herausnahm, und nach 36 Stunden stirbt der Mann, der zehn Jahre vorher diese grofse Stichwunde erhalten hatte, die tief in das Rückenmark eingedrungen war. Eine mit einem Brodmesser gemachte Stichwunde, die zwischen dem 9ten und 10ten Rükkenwirbel das Rückenmark angeschnitten hatte, und wonach am 11ten Tage der Tod erfolgte, erklärten die Wittenberger und die Leipziger Fakultät „*nullo modo pro simpliciter, absolute et necessario*“ sondern nur „*ut plurimum*“ lethal, weil die Verletzung unterhalb des neunten Rükkenwirbels geschehen war, wodurch Herz, Lungen, Leber und Magen nicht in ihren Verrichtungen gestört wurden *). Bidloo zog ein Stück Eisen von mehreren Zollen Länge aus, was einem Mann vor elf Jahren in die Hüftgegend und den Wirbelkanal eingedrungen war **). Aehnliche Erfahrungen müssen schon Aeltern bekannt gewesen seyn, denn so wie jene oben angeführten Autoren die fast unbedingte Tödtlichkeit aller Stichwunden aussprachen, so haben doch andere ganz anders geurtheilt. Fallopius ***) sagt: „*si tantum pungatur medulla, vulnus sanari potest*“, und, wenn man sieht, dafs

*) Valentini *Pandect. II.* p. 374 sq.

**) v. Haller *Bibl. chir.* I. 536. *Dict. des Sc. méd.* VII. p. 52.

***) *de vuln. cap.* Cap. 2.

in den oben angeführten Fällen, und in mehreren ähnlichen, die Stiche immer in den untern Theil des Markes eingedrungen waren, so wird es nicht auffallen, wenn man mehrere Lehrer nur von solchen Stichwunden die absolute Tödtlichkeit läugnen sieht. „*In inferiori loco medullae spin. vulnera non necessario ubique lethalia sunt* *).“ „*Puncturae med. spin. nisi in summitate fiant, per se et absolute lethales non sunt* **). Auch Bohn ***) spricht nur von der absoluten Tödtlichkeit der Stichwunden der „*summitatis*“ des Rückenmarkes.

Dafs aber Stichwunden im obern Theile des Rückenmarkes unbedingt tödtlich seyen, dafür scheint sich, aufser den eben angeführten Autoritäten alles Geprüfte zu vereinigen. Ein Mensch bekam einen Stich in den oberen Theil des Rückenmarkes, und fiel bald todt zur Erde †). Eine Wunde des Rückenmarks zwischen dem 4ten und 5ten Halswirbel mit einem Messer, tödtete nach sieben Tagen ††). Schon Sennert und Galen wufsten, dafs man Ochsen durch einen Stich ins Genick augenblicklich tödten könne. Dafs auch Stiche durch Knochensplitter in die bezeichnete

---

*) Alberti l. c. I. p. 318.
**) Valentin l. c. II. p. 355.
***) l. c. p. 265.
†) Tulpius *Obs. med.* Cap. 28.
††) Bohn l. c. p. 71.

Gegend des Rückenmarkes tödtlich wirken, werden wir weiter unten noch sehn, und so dürfen wir das eben ausgesprochene Resultat über die Stichwunden des Rückenmarks festhalten.

II. Hiebwunden.

§. 9.

Was von den Stichwunden, gilt auch von Hieb- und Schnittwunden des Rückenmarkes, nur daſs bei Hiebwunden die Gefahr der hinzutretenden Rückenmarks-Entzündung bedeutender ist, so daſs im speciellen Falle wohl auch an den unteren Theilen des Markes groſse Hiebwunden tödten können. Ferner ist die Gefahr der Blutergieſsung in den Kanal der Wirbelsäule durch zerschnittene Gefäſse bei Hiebwunden noch gröſser als bei Stichwunden, wo dann die Zeichen der Sugillation im Leben und nach dem Tode des Verletzten das Urtheil des gerichtlichen Arztes modificiren müssen. (S. unten). Uebrigens fallen wegen des eigenthümlichen Baues der Wirbelsäule reine Hiebwunden des Rückenmarkes höchst selten vor. Nur neuerlichst hat Ehrlich *) wieder zwei Fälle von Hiebwunden am Halse erzählt, wo in beiden die Wirbelbeine zerhauen waren, die Hiebe aber doch nicht bis ins Rückenmark drangen, und ich kenne bei den Beobachtern kein

*) Chir. Beobachtungen. Leipzig 1815. 8. p. 213. 215.

einziges Beispiel einer solchen einfachen Wunde.

Es wäre auch wohl der Fall denkbar, dafs durch einen Hieb das Rückenmark ganz zerschnitten würde. Büttner hat dies wirklich bei einer schauderhaften Mordthat gesehen, wo aber freilich zugleich mehrere lebensgefährliche Verletzungen da waren *); in der Folge werden wir noch einige andere Beispiele von Hiebwunden des Rückenmarks als Complicationen anderer todtbringender Beschädigungen aus alten Beobachtern anführen. Auf grofse äufsere Verletzungen hat man das Rückenmark einige Mal sogar zerrissen gefunden. Platner **) führt einen Fall an, wo der fünfte und sechste Halswirbel durch Gewalt von einander getrieben worden waren, und der Mensch nach dreizehn Stunden starb. Das Rückenmark war queer durchgerissen. In Desault's chirurgischen Wahrnehmungen ***) wird ein Fall erzählt, wo eine heftige Verletzung, ein Schufs mehrere Rippen brach, die Lungen verwundete, und das Rückenmark im zehnten Lendenwirbel zerrifs. Der Tod erfolgte nach 26 Stunden. In einem neuern Falle †), den Hayward erzählt, wa-

*) S. unten §. 40.

**) Gründliche Einleitung in die Chir. II. S. 289.

***) VII. 1799. Frankf. 8. p. 134.

†) *New Engl. Journal of Med. and Surgery.* Boston 1815, s. Salzburger med. chir. Zeitung 1818. II. N. 40.

ren auch der 7te, 8te und neunte Rückenwirbel zerschmettert und das Rückenmark zerrissen; der Tod erfolgte am 4ten Tage.

Den neusten Fall dieser Art, den ich kenne, erzählt von Walther *): ein Zimmermann stürzte von einem Gerüste auf den Kopf, und blieb gleich todt; das verlängerte Mark war queer durchrissen, und die zurückgezogenen Enden des Rückenmarkes standen zwei Linien weit von einander ab.

Solche völlige Continuitäts-Trennungen des Rückenmarkes sind für absolut lethal zu erklären, da sie jede Natur- und Kunsthülfe ausschliefsen **).

III. Schufswunden.

§. 10.

Unter allen Wunden sind die Schufswunden die allergefährlichsten, da sie selten nur einfache Continuitäts-Trennung bewirken, sondern meistens auch zugleich Quetschung, Erschütterung, Brüche, oder Verrenkungen, gefährliche Blutungen und Extravasate, Zerreissungen, Substanzverlust u. s. w. verursachen. In der That waren auch die meisten Schufs-

---

*) Ueber die Verrenkungen der Halswirbel etc. in Gräfe's und Walther's Journal der Chirurgie und Augheilkunde 1822. III, 2.

**) Vergl. unten §. 40.

wunden des Rückenmarkes auf jene Arten complicirt. Bruhn erzählt *) von einem Mann, der eine kleine Kugel vier Finger unter der Nierengegend bekam, die mitten durch das Rükkenmark ging, und worauf der Tod nach 30 Stunden erfolgte. Schenk **) theilt den Fall einer Schufswunde durch das Ende des Rükkenmarkes, zwischen dem ersten und zweiten Lendenwirbel mit, worauf nach 15 Tagen der Tod folgte. Gegen einzelne solcher einfacher, nicht complicirter Schufswunden aber, giebt es eine grofse Menge von vielfach complicirten Fällen. Bei Valentin ***) drang eine Kugel in den Hals, wodurch der linke Theil des Schildknorpels, ein grofses Blutgefäfs, die Luft- und Speiseröhre verletzt, die Halswirbel gebrochen wurden, und Blut in die Luftröhre flofs! Duverney †) erzählt von einem Schusse, der den Queerfortsatz des zweiten Halswirbels einstiefs, so auf das Rückenmark drückte, und am vierten Tage tödtete. — Der schon oben beiläufig erwähnte, höchst merkwürdige Fall, den Desault ††) erzählt, ist folgender: 1792 wurde ein Soldat ins Hôtel-Dieu gebracht, man fand eine, die Brust penetrirende Schufswunde, mit

---

*) *de renunciat.* p. 261.

**) Kopp's Jahrb. f. d. Staats-Arzn. III. p. 183.

***) *Pandect. II. Sect. II. Cas.* 39.

†) *Maladies des Os,* 1751. I. p. 240.

††) Auserles. chir. Wahrn. VII. p. 134.

Zeichen von Blutergiefsung; der Tod erfolgte nach 26 Stunden. Die Kugel war rechts zwischen der 8ten und 9ten Rippe eingedrungen, durch den untern Lappen der rechten Lunge gegangen, hatte die rechte Seite des Körpers des zehnten Rückenwirbels durchbohrt, hier das Rückenmark gänzlich getheilt und war von da in die linke Brust gedrungen. Besonders merkwürdig ist es, dafs der Kranke durchaus kein Zeichen von Lähmung gegeben hatte! — Busch erzählt einen Fall *), wo eine Kugel durch das Schulterblatt gedrungen war, sich schief dem Rückgrat zugewandt hatte, zwischen den Queerfortsätzen des vierten und fünften Rückenwirbels durchgegangen war, und im Körper des letztern festgekeilt safs; das Rückenmark war an dieser Stelle sehr entzündet, auch fand sich blutiges Extravasat, und der Tod war am 7ten Tage erfolgt. — Die merkwürdige Rachen-Schufswunde, von welcher Horlacher **) erzählt, bleibt hieher gehörig, wenn auch das durch den Mund ausgehustete Stück Knochen nicht, wie Horlacher versichert, vom Halswirbel, sondern wie Rust meint, vom Hinterhaupt gewesen ist.

Schufswunden, wo die Kugeln wirklich in das Rückenmark eindringen,

---

*) Rust's Magazin VII. 1. p. 40.

**) Eben daselbst VI. p. 62.

nicht etwa bloſs zwischen den Wirbeln stekken bleiben, wo man sie eiligst herausziehen und den übeln Folgen vorbeugen kann*), durchdringende Schuſswunden also sind um so mehr absolut tödtlich, je mehr sie mit andern gefährlichen, ja tödtlichen Wunden complicirt sind, da sie die Natur und Kunsthülfe, wenigstens bis jetzt ausgeschlossen haben. Dieses Urtheil gilt auch von den Schuſswunden am untern Theile des Rückenmarkes **).

„*Quaecunque etiam vulnerationes cum sclopeto* „*et gravi dilaceratione med. spin.: inflictae sunt,* „*illae etiam communiter lethales evadunt, id quod* „*etiam de inferiori regione medull. spin. valet*" urtheilt Alberti ***). — Jene Fälle können nichts gegen diesen Ausspruch beweisen, in denen nach eindringenden Schuſswunden das Leben noch wunderbar lange erhalten wurde. Joh. Mekren †) sah eine Flintenkugel das dritte und vierte Lendenwirbelbein zerbrechen, die linke Hälfte des Rückenmarkes drükken, und den Kranken noch vierzehn Wochen

---

*) Bell Lehrb. d. Wundarzn. 5te Aufl. VII. p. 21.

**) Vergl. oben den Fall von Schenk, und die hier folgenden Fälle von Plater und Mekren.

***) Syst. I. p. 318.

†) *Obs. med. chir.* p. 173. Morgagni *de Sedib.* etc. Ep. 54. Art. 27. p. 134., auch bei Sömmering über Verrenk. und Bruch des Rückgrates p. 13.

lang ohne sonderliche Beschwerden leben. Doch soll, sagt Sömmering, der Fall nicht genau untersucht worden seyn. Felix Plater *) sah bei einem Weibe eine Flintenkugel zwischen den 8ten und 9ten Rückenwirbel eindringen, das Rückenmark zerreifsen, den Tod aber erst nach 20 Tagen erfolgen. Aber auch in diesen Fällen war ja der Schufs ins Rückenmark die bedingende Ursach des Todes.

IV. Vergiftete Wunden.

§. 11.

Wenn auch die Möglichkeit derselben, z. B. bei Völkern, die sich noch vergifteter Pfeile bedienen, nicht zu läugnen ist, so ist mir doch kein Fall einer solchen Wunde bekannt. In concreto würde er nach den oben ausgesprochenen Grundsätzen, je nachdem die Wunde eine Stich- oder Hiebwunde wäre, und zugleich nach der Natur des angewandten Giftes zu beurtheilen seyn.

Zweites Kapitel.
Vom Druck auf das Rückenmark.

I. Luxationen.

§. 12.

Bei weitem die meisten Verletzungen, denen das Rückenmark ausgesetzt ist, geschehen durch Verrenkung und Bruch der dasselbe einschliefsenden Wirbelbeine, wodurch der natür-

*) Morgagni und Sömmering l. c.

liche Kanal des Markes verengert und dieses gedrückt und gequetscht wird. Wenn dieser Satz wahr ist, — und die Erfahrung erhärtet durch eine grofse Anzahl von Beobachtungen, von denen wir mehrere anführen werden, die Wahrheit desselben — so ist es zu verwundern, dafs viele und grofse chirurgische Autoritäten die Möglichkeit der Luxation der Wirbelbeine ganz läugnen konnten, sich wohl mehr auf vorgefafste Meinungen, auf Urtheile aus der Analogie u. s. w. als auf ruhige Erfahrungen stützend. Hierher gehören z. B. Du Verney *), welcher geradezu behauptet: „*Il* „*n'y a ni luxation complette, ni incomplette dans* „*les vertèbres, il n'y a que diastase par rapport* „*aux cartilages.*" Hebenstreit **) nimmt nur eine Subluxation, keine complette Verrenkung für möglich an. Theden ***) zweifelt sehr am Daseyn einer Verrenkung der Wirbelbeine; auch Peter Frank ****) meint: „dafs „kaum je eine vollkommene Verrenkung der „Wirbelbeine erfolge." Er citirt aber mehrere Seiten darnach einige bekannte Fälle dafür!

---

*) *Traité des maladies des os. Paris* 1751. II. p. 108.

**) l. c. Ed. 2, p. 467.

***) Neue Bemerkungen und Erfahrungen zur Bereicherung der Wundarzneikunst und Arzneigelahrtheit. 1795. 8. Kap. XX.

****) Kleine Schriften practischen Inhalts. Wien 1797. 8. p. 291.

Dem erfahrnen Bell *) soll noch nie eine vollständige Verrenkung eines Wirbelbeins vorgekommen seyn, und zwei der berühmtesten lebenden Wundärzte, Herr G. R. Rust **) zählt sie zu den seltensten Erscheinungen, und Düpuytren ***) hält sie wenigstens für sehr schwer möglich. Wir könnten noch manche ältere Stimmen wie Morgagni, Valsalva, auch Portal, Bichat u. a. anführen, die die Möglichkeit einer wahren Verrenkung der Wirbelbeine in Folge einer äufsern Gewalt läugnen †).

Sehr selten sind die Luxationen der Wirbel ganz gewifs, und es wird erklärlich, dafs man selbst sehr erfahrne Wundärzte sagen hört, sie seyen ihnen nie vorgekommen, wenn man die Erzählung des General-Chirurgus Horn ††) von zwei Beobachtungen von wirklichen Verrenkungen der Lendenwirbel, und seine Versicherung liest, dafs ihm, aufser diesen beiden Fällen, eine Verrenkung am Rückgrate, in funfzig Jahren nie vorgekommen sey. Andere gingen zwar nicht so weit, läugneten aber die Möglichkeit der Verrenkungen einzelner Par-

*) Lehrb. d. Wundarzn. 3te Ausg. IV. p. 392.

**) Arthrokakologie. Wien 1817. 4. p. 71.

***) *Bibliothèque médic.* VIII. p. 87.

†) Vergl. Demussy *Histoire de quelques affections de la col. vertèbr.* etc. Par. 1812. p. 53.

††) Mursinna's Journ. d. Chir. etc. I. 1. No. 8.

thien der Wirbelsäule, namentlich die Verrenkung der Halswirbel, die doch grade für die gerichtliche Medicin so wichtig ist. Platner sagt *): „dafs die Verrenkungen leichter an de„nen Lenden-, als an denen Rücken- und Halswir„beln geschähen.“ Dagegen nimmt Boyer **) eine Verrenkung der Halswirbel an, läugnet aber die der Rücken- und Lendenwirbel. Wir werden sogleich sehen, wer die Erfahrung für sich hat. — Schon Morgagni ***) läugnet die hochwichtige Verrenkung des Kopfs vom ersten Halswirbel, die auch wirklich unmöglich scheint, aber nicht ist; mit ihm stimmen Manchart †), Bell ††) und Boyer †††). Aber die Existenz dieser Verrenkung ist erwiesen. Schon Ambrosius Paré mufs sie wohl gekannt haben, weil er sagt ††††), dafs bei dieser Luxation der Kranke augenblicklich stirbt. Ein Beispiel einer solchen Verrenkung findet sich auch bei Ludwig †††††), ein andres bei Pyl ††††††).

Wir dürfen also zum Theil nach dem schon

**) Gründl. Einleit. in die Chir. II. p. 298.

***) l. c. II. p. 120.

***) l. c. Ep. 56. Art. 35.

†) *De luxat. nuchae*, in *Halleri Disp. Chir. II.*

††) l. c. IV. p. 390.

†††) l. c. IV. p. 96.

††††) *Oeuvres, V. édit.* Par. 1598. p. 555.

†††††) *Adversaria med. pract.* Lips. 1771. 8. II. 2. p. 263.

††††††) S. unten.

Angeführten, zum Theil nach den unten folgenden Erfahrungen hierüber als Resultate annehmen:

a. daſs eine reine complette Verrenkung der Wirbelbeine überhaupt möglich ist;

b. daſs diese Verrenkung öfter an den Halswirbeln als an den Wirbeln des Rückens und der Lenden Statt findet;

c. daſs eine Verrenkung des Kopfs vom Atlas möglich ist.

§. 13.

Die Zeichen der Verrenkung der Wirbelbeine, welche verschieden sind, je nachdem Hals- Brust- oder Lendentheile des Rückenmarks gedrückt werden, dürfen wir, eben so wie die Aufzählung der Veranlassungen zur Luxation, als nicht zum Thema dieser Abhandlung gehörig, übergehn.

Nur kann ich es mir nicht versagen, den seltenen Fall anzuführen, den Schenk*) nach Bauhin citirt und dessen ich nirgends erwähnt fand: eine Schwangere fiel die Treppe herunter und bei ihrem Fötus, den sie zur rechten Zeit gebar (?), „*spina dorsi perfecte luxata erat*". (Peter Frank sagt **): daſs eine ungeschickte Wendung bei der Geburt gar nicht selten die,

*) *Observ. rarior.* p. 639.

**) Kleine Schriften p. 292.

bei der Frucht noch so zart verbundenen Wirbel verrenken, brechen und so tödten dürfte) *).

§. 14.

Wenn es nun darauf ankommt, ein bewährtes Urtheil über die Tödtlichkeit der Luxationen an der Wirbelsäule auszusprechen, in welchem Urtheil die Autoritäten, wie wir unten zeigen werden, gleichfalls wieder sehr dissentiren, so ergiebt sich die Nothwendigkeit, zunächst die Geschichte zu befragen, um zu sehen, wie sich der Ausgang der Wirbelverrenkungen in einer grofsen Anzahl von merkwürdigen Fällen gestaltet hat.

Oft citirt ist die interessante Beobachtung J. L. Petit's **). Ein Mann scherzt mit einem sechsjährigen Knaben, legt ihm die Hand unter das Kinn, und hebt ihn hoch; in diesem Augenblick verrenkt sich das Kind den Kopf und

*) Das Vorurtheil, dafs bei Erhängten die Halswirbel luxirt würden, (woran neuerlichst Reydellet *Dict. d. Sc. méd.* 33. p. 560. noch zu glauben scheint) und welches Louis so systematisch vertheidigte, bedarf doch wohl heut zu Tage keiner ernstlichen Widerlegung mehr. Schon Mauchart (l. c.) versichert, bei Zergliederung von Gehängten, wo doch der Henker sich alle Mühe gegeben hatte, die Luxation zu bewirken, sie nie gefunden zu haben. Frank hat gleichfalls (System der med. Pol. V. p. 233.) jenen falschen Glauben bündig widerlegt; auch die Section des neusten mir bekannt gewordenen Falls eines durch den Henker gerichteten Raubmörders zeigte an den Halswirbeln „weder eine Verrenkung noch einen Bruch (Bernt Beiträge etc. I. p. 124.)“

**) *Traité des mal. d. os* I. p. 51.

bleibt auf der Stelle todt. — Ein Bauer fällt von einem Baum, verrenkt sich den 2ten Halswirbel und stirbt nach mehrern Tagen *). Bei Bonetus **) finden sich mehrere Fälle von raschem Tode nach Verrenkungen der Halswirbel. Heister ***) sah eine Verrenkung der Rückenwirbel rasch tödtlich werden. — Eine Kindesmörderin hatte ihrem Kinde das Genick umgedreht, Pyl †) fand das Hinterhaupt vom ersten Halswirbel verrenkt. Schaak ††) fand bei einem Soldaten, der die Treppe herabgefallen, und mit vorgebogenem Genick bewufstlos und ohne Bewegung, mit freier Beweglichkeit des Kopfs nach allen Seiten, liegen geblieben, und gleich darauf gestorben war, den ersten Halswirbel vom zweiten verrenkt. — Eine Verrenkung der Halswirbel wurde nach 13 Stunden tödtlich. Man fand einen grofsen *Hiatus* zwischen dem fünften und sechsten Halswirbel, den fünften nach links, den sechsten nach rechts ausgerenkt, und das Rückenmark an dieser Stelle zerrissen †††). Büttner erzählt einen schauderhaften Fall von Kin-

*) v. Swieten l. c. p. 253.

**) *Sepulchret.* III. 427. vgl. Krügelstein *Promptuar. med. forens.* Erf. 1822. 8. I. p. 178.

***) Chir. p. 224.

†) Aufsätze und Beobachtungen etc. V. p. 50.

††) Mursinna, Journ. f. Chir. etc. II. 2. p. 149.

†††) *Select. med. Francofurt. Frankf. ad Viad.* 1736. I. p. 6. s. Krügelstein l. c. p. 179.

dermord, wo die Mutter dem Kinde den Hals zwei Mal umgedreht hatte und dies schleunigst gestorben war. Hier waren die Halswirbel ganz aus ihrer Verbindung getrennt und herausgedreht, und „das Rückenmark von der Por„tion des Markes, welches in der Rückgräte „des Rumpfes geblieben, abgerissen, und am „Ende noch drei Zoll herunterhangend" *). — Eine Frau fiel mit dem Kopf gegen eine Mauer; es war äufserlich nichts zu sehen, die Patientinn klagte über grofsen Schmerz im Genick, erschwertes Athmen und Schlingen u. s. w. Heilversuche blieben fruchtlos, und sie starb am dritten Tage plötzlich, als man dem Kopfe eine andere Lage geben wollte. Der fünfte Halswirbel war verrenkt und einige seiner Bänder zerrissen **). — Im *Journ. gen. de Méd., Pharm. etc.* von Leroux ***) erzählt Thillaye die Geschichte einer Verrenkung des fünften Halswirbels auf den sechsten, (durch äufsere Gewalt,) die rasch tödtlich wurde. — Düpuytren †) sah die Verrenkung des ersten Lendenwirbels, die des fünften Halswirbels und ††) die Luxation des siebenten Halswirbels, alle drei in kurzer Zeit tödtlich enden.

Andre

---

*) Büttner vollständige Anweisung wie ein Kindermord auszumitteln etc. Königsberg 1771. p. 28.

**) Consbruch in Hufeland's Journ. 27. 1. p. 96.

***) Tom. 35. 1816.

†) Ebendas. 9, 1805.

††) *Bibl. méd.* VIII. p. 91.

Andre Beobachter haben nach solchen Luxationen nicht grade raschen Tod folgen, sondern das Leben fast wunderbar lange erhalten werden gesehen; so sah Preiſs eine vollkommene Verrenkung des zweiten Halswirbels vom dritten, worauf der Tod erst Hundert und Ein Tage nachher erfolgte! *). — Ein junger Mann wird übergefahren, Kopf, Hals und Nacken werden heftig gequetscht; am letzteren entsteht heftiger Schmerz und eine Geschwulst von der Gröſse eines Kinderkopfes. Nach acht Tagen konnte der Patient an seine häuslichen Geschäfte gehen; es ging aber nach mehreren Wochen wieder schlimmer und am hundert und ersten Tage erfolgte der Tod. Der rechte *Proc. obliq.* des zweiten Halswirbels war vollkommen vom schiefen Fortsatz des dritten nach aus- und rückwärts, und der linke *Proc. obliq.* vollkommen vom dritten nach vorn und einwärts verrenkt. — Nach einer Verrenkung eines Rückenwirbels durch einen Fall veranlaſst, und worauf sogleich Lähmung folgte, sah Saviard **) das Leben noch sechs Wochen erhalten werden. Auch Fabr. Hildanus ***) erzählt von zwei Fällen von Luxa-

*) S. den höchst merkwürdigen Bericht in Salzb. med. chir. Zeitg. 1792, III. p. 297.

**) *Recueil d'Obs. chir.* 1784. in Richter's chir. Bibl. VII. p. 665.

***) *Cent.* 5. *Obs.* 68.

tionen der **Lendenwirbel**, in denen die Kranken noch lange lebten.

§. 15.

Wenn eine so grofse Menge von bewährten Beobachtungen die unmittelbare Tödtlichkeit der Luxationen der Wirbelsäule festzustellen scheint, so giebt es doch auf der andern Seite eine nicht geringere Menge von Erfahrungen, die jene Behauptung sehr in Zweifel ziehen. Schon die *Acta Erud. Lips. A.* 1689. *) citiren aus dem **Dolaeus** die Heilung einer Verrenkung — *introrsum factae* — eines Wirbelbeins. Nach einem Sturz vom Pferde, den ein Cürassier that, blieb der Mann bewegungs- und empfindungslos liegen; der Kopf war frei beweglich nach allen Seiten, die **Halswirbel** zeigten sich nach hinten ausgewichen. **Sellin** **) machte die Einrichtung, behandelte den Kranken zweckmäfsig und heilte ihn in 8 Tagen. — Eben so stellte **Rüdiger** einen Menschen wieder her, der von einer Wand verschüttet worden war, und sich das letzte **Rükkenwirbelbein** nach rechts und aufsen vom ersten Lendenwirbel verrenkt hatte. Die Kur dauerte sechs Wochen ***). — Berühmt ist die Beobachtung von **Mohrenheim** †). Ein Mann ver-

---

*) Nov. p. 561.

) **Schmucker's verm. chir. Schriften 1776. 8. I. p. 284.

***) **Schmucker** l. c. I. p. 286.

†) **Dessen** Beobachtungen versch. chirurg. Vorfälle 1783. II.

renkte sich den letzten Rückenwirbel, und es stellten sich deutlich die Zeichen von Lähmung u. s. w. ein; er genas so, dafs er in der dritten Woche wieder seinen Dienst als Kutscher versehen wollte; als er aber einige Schritte weit gefahren war, fiel er vom Bocke und war todt. Man fand den letzten Rückenwirbel vom ersten Lendenwirbel verrenkt, und dadurch das Mark sehr gedrückt. — (Man sollte glauben, sagt Richter *), dafs der Mann wegen der Verrenkung sich blofs auf dem Bocke nicht halten konnte, und sein Leben durch den Fall, vielleicht auf den Kopf verlor). Ein Pferdeknecht verrenkte sich das Rückgrat beim Einfahren in eine Scheune so, dafs man ihn für halb todt ins Hospital brachte; nachdem Entzündung und Geschwulst sich gelegt hatten, sah man deutlich, dafs das letzte Rückenwirbelbein ganz vom ersten Lendenwirbel gewichen war. Nach kalten Tropfbädern ward der Kranke in 14 Tagen geheilt **). — Eine Frau fiel mit einem Bündel Holz, verrenkte das Genick, bekam vollkommene Paraplegie, aber ein Wundarzt richtete die Luxation wieder ein, und die Frau genas ***). —

*) Chir. Bibl. VI, 601.

**) Ad. Murray in den Abhandlungen schwedischer Aerzte, a. d. L. 1785. II.

***) Ploucquet Abh. über die gewaltsamen Todesarten. S. 151.

Ein Mann war von einem Heuwagen gefallen; es folgten abwechselnd Ohnmacht und Convulsionen, der Arzt vermuthete eine Luxation am Halse, er fafste daher den Hinterkopf und das Kinn an, und als er dies kräftig that, „hörte man ein Schnappen“ und sogleich war der Kranke wieder wohl *). Horn theilt in Mursinna's Journal **) zwei Beobachtungen von wirklichen Verrenkungen der Lendenwirbel mit, beide durch einen Fall aus der Höhe veranlafst; beide Kranke wurden geheilt. Ein Knabe fiel in einen tiefen Keller, wo man ihn ohne Bewufstsein und Lebenszeichen fand. Der Kopf folgte nach allen Seiten dem Gesetz der Schwere. Hoffmann ergriff den Kopf, suchte durch Zeichen und Drücken die gelähmten Halsmuskeln zu reitzen, und behandelte auch sonst den Kranken zweckmäfsig; endlich gelang es die „wahrscheinlich verstauch„ten oder subluxirten Halswirbel“ wieder in ihre natürliche Lage zu bringen, die Sprache kam wieder, und der Knabe wurde allmählig geheilt ***). W. B. Neumann beobachtete eine „Dislocation des fünften und sechsten Halswirbels, die nach schnellem Drehen des Kop-

*) Harrup im *new Lond. med. Journal*. I. 1792; aus der Salzb. Zeit.

**) l. c.

***) Hoffmann's erste Nachricht von der Anstalt für arme Kranke etc. Bell's Lehrbegr. VII. p. 217.

fes entstanden, und mit Schmerz und Lähmung des Arms verbunden war. Neumann machte die Einrichtung leicht, und der Kranke ward hergestellt *). — Dr. Charlton erzählt von einem Manne, der sich durch einen Fall von einem Wagen das 3te und 4te Halswirbelbein verrenkt hatte, worauf anfangs die Excremente unwillkührlich abgingen u. s. w. Nach sechs Monaten wurde der Kranke ins Hospital gebracht, und besonders durch Spritzbäder auf das Rückgrat, sollen die Wirbel allmählig ihre Stelle wieder eingenommen haben **). — Herr G. R. Rust sah nach einem Fall auf den Kopf eine Verrenkung des fünften Halswirbels, die glücklich eingerichtet wurde ***), ja sogar will — und mit dieser höchst wunderbaren Erzählung sey die Reihe dieser Fälle geschlossen — Ehrlich †) ein Beispiel einer glücklich eingerichteten Verrenkung des Atlas vom *Epistrophaeus* beobachtet haben. Dieser gewifs sehr merkwürdige Fall ist in Kurzem folgender: ein sechszehnjähriger Gefangener fällt mit einem 160 Pfund schweren Mehlsack auf dem Rücken die Treppe herab; er

*) *Lond. med. Repos. by G. Burrows* etc. 1815. Februar, und Salzb. Zeit. 1816, I. p. 43.

**) Ph. Copeland's Beobacht. über die Symptome und die Behandlung des krankhaften Rückgrates, von Kilian. Leipz. 1819. p. 37.

***) Arthrokakol. p. 71. u. Salzb. Zeit. 1813. III, p. 127.

†) Chir. Beobachtungen. Leipz. 1815. 8. II, S. 199.

bleibt bewufstlos liegen; am vorderen Theile des Halses findet Ehrlich den *Epistrophaeus* (?) „als eine Geschwulst" hervorstehen, der Kopf folgt nach allen Seiten seiner Schwere, das Gesicht ist dunkelblau, die Augen hervorgetreten, die Zunge hängt zum Munde heraus, aus dem eine Menge blutiger Schaum flofs, die untere Kinnlade ist herabgesunken, und die Blutadern am Halse lagen vom Blute aufgetrieben und strotzend, wie Stricke da; die Gliedmafsen schienen gelähmt, schnarchender Athem, schwacher, kaum fühlbarer Puls, unwillkührlicher Abgang der Excremente. „Es war keinem „Zweifel unterworfen, sagt Ehrlich, dafs der „*Proc. obliq. inferior Atlantis* auf der einen Seite „aus seiner Gelenkverbindung mit dem *Proc. obliq. superior Epistrophaei* gewichen war, und „dafs der letztere die Hervorragung bildete, „die ich am linken vordern Halse wahrnahm."

Nach mancherlei Wendungen und Manövers, gelang es Herrn Ehrlich endlich: „die „Wirbelbeine mit einem lauten Geräusch oder „Knacken, das allen Umstehenden hörbar war, „in ihre Gelenkflächen einschnappen zu lassen. „Kaum war dies geschehen, und kaum waren „die Hervorragungen am Halse verschwunden, „so stand der Kopf wieder fest, die Zunge zog „sich zurück, die Kinnlade hob sich und die „Arme fingen an sich zu bewegen, der Kranke „schien aber in tiefem Schlafe zu liegen, und

„die Pupillen blieben sehr erweitert; der Puls „war schnell und unregelmäfsig, und alle Fragen „blieben unbeantwortet u. s. w.“ Später stellte sich auch noch heftiger Schmerz im Halse und eine beträchtliche Geschwulst daran ein, die sich bis zur Brust herab erstreckte, und von extravasirtem Blute herrührte. Nach 14 Tagen war der Kranke hergestellt.

§. 16.

Der vorsichtige gerichtliche Arzt wird sich, wenn es darauf ankommt, über die absolute oder nicht absolute Lethalität der Verrenkungen an der Wirbelsäule zu urtheilen, die Schwierigkeiten nicht verhehlen, die ein solches Urtheil darbietet. Schon Ludwig hat diese Schwierigkeiten zum Gegenstande einer, freilich nicht sehr genügenden Untersuchung gemacht *). Diese Schwierigkeiten sind, nach meiner Meinung, doppelter Art; einmal sind sie begründet in der Diagnose jener Verrenkungen selber. War in den oben citirten Fällen von Sellin, Plouquet, Hoffmann, Charlton eine wirkliche (*completa*) Verrenkung da gewesen? Die Zeichen von Lähmung sind gewifs noch kein sicherer Bürge für die Existenz einer solchen completten Luxation, denn wie wahrscheinlich war nicht auch in den

*) *De luxat. vertebr. colli a med. forensi circumspecte disquirenda.*

meisten jener Fälle, wo gewaltsame Momente eingewirkt hatten, zugleich Erschütterung des Rückenmarks und des Gehirns, zugegen? Kann nicht eine bloſse Lähmung der Halsmuskeln, ohne alle wahre Luxation, dem Kopfe jene freie Beweglichkeit geben, die Hoffmann's u. a. Beobachtungen bezeichnen? Wie trüglich der Schluſs von äuſserlich wahrnehmbaren Kennzeichen, Hervortreten der Wirbel u. s. w. auf die Diagnose einer Verrenkung der Wirbel sey, ist wohl einleuchtend, und Ludwig hat schon bemerkt, daſs man sich hüten müsse, auch den natürlichen *Hiatus* zwischen den obern Halswirbeln für Zeichen einer Verrenkung zu halten. Ferner ist es gewiſs auch in Bezug auf unser Thema von der höchsten Wichtigkeit, eine bloſse Dislocation, eine *luxatio incompleta*, (Entorse) von der vollkommenen Verrenkung zu trennen; in Neumann's Fall z. B. aber, wird gradezu von einer „Dislocation" gesprochen. Mehr als eine *lux. incompleta*, und zwar nur der untern schiefen Fortsätze eines Halswirbels dürfte auch in dem Falle wohl nicht gewesen seyn, den Walther in dem neusten Aufsatze über diesen Gegenstand *) mittheilt; daſs bloſs die schiefen Fortsätze ausgewichen waren, sagt Herr v. Walther selbst.

Bezieht sich dieser erste Zweifel vorzüg-

*) l. c. p. 198.

lich auf die Fälle, in denen nach angeblichen Luxationen Heilung erfolgt seyn soll, so entsteht ein zweiter in Bezug auf jene Beobachtungen, in denen man auf angebliche Luxationen den Tod folgen sah. Hier nämlich treten dem Skeptiker die Complicationen und die s. g. *Accidentia* der Alten entgegen, von denen die Verrenkungen der Wirbelsäule so gern begleitet sind. Dahin gehören Fracturen der Wirbel oder der Rippen, Extravasate, Erschütterungen, versäumte oder verspätete Kunsthülfe, und viele andere Momente. Nach einer unvollkommenen Verrenkung des ersten Lendenwirbels mit Bruch erfolgte der Tod erst in der zehnten Woche. Man fand „*gangraena vesicae, cum interim medulla spin. integra esset, nihilque passa*“ *). Bei einem, in einer Schachtel todt gefundenen Kinde, war „ein *Hiatus*, ei„nes Strohhalms breit, zwischen dem 5ten und „sechsten Halswirbel“; es hatte also das Ansehen, als ob eine *Luxat.* oder *Fract. vertebrar. colli* vorhanden gewesen wäre. „Allein — urtheilte die Hallische Facultät — „weil das Kind „nach dem Tode in die Schachtel so eingepreſst „worden, daſs des Kindes Haupt ganz auf die „Brust herunter gezogen, so kann man nicht „schlieſsen, ob solche *laesio a puerpera*, und da „das Kind noch gelebet, oder *post mortem* von

*) Fr. Cuenotte *Disp. de casu sublux. vertebr.* in *a Creutzenfeld. Bibl. chirurg.* 4. II. p. 980.

„der Frau Mutter geschehen, zudem auch die-„ses kommt, dafs keine *Sanguinis extravasatio* „am *loco affecto* zu spüren gewesen, welches „doch, wenn das Kind beim Leben gewesen, „hätte geschehen müssen *). Bei Ludwig **) tödtete in einem Streite ein Bruder den andern; man fand zwar mehrere Halswirbel deutlich verrenkt, es blieb aber doch zweifelhaft, ob der Mensch erstickt, epileptisch oder apoplectisch gestorben war ***).

§. 17.

Und nun zu dem Resultate für die gerichtliche Arzneikunde! — Leider! läfst es sich aus der Summe der Autoritäten nicht ziehen, denn wenn diese sich auch in gewissen Punkten vereinigen, so trennen sie sich eben so sehr in andern. Ambrosius Paré †) erklärt die Luxation des Kopfes mit dem ersten Halswirbel für schnell tödtlich, eben so wie jene der übrigen Halswirbel, wenn sie nicht rasch eingerichtet würden! — Paré hält doch also die Einrichtung der Halswirbel für möglich, und beschränkt somit schon die unbedingte Lethalität ihrer Verrenkungen. — An einem andern Orte ††) erklärt der grofse Wundarzt:

---

*) Alberti l. c. II. *Append.* p. 172.

**) l. c.

***) Müller Entwurf etc. III. p. 192.

†) l. c. p. 555.

††) p. 558.

„je mehr Wirbel verrenkt sind, desto weniger „gefährlich ist die Luxation." Bohn *) hält jede Luxation an der Wirbelsäule nach vorn, wenn sie da ist, *„quae et ubi motus seu actio- „nes plus minusve vitales turbat ac interpellat"* für unbedingt lethal. — Dagegen beurtheilt Woyt **) die Verrenkung der Rücken- und Lendenwirbel nur lethal, „wenn sich gewal- „tiger Krampf der Därme und Harnblase fin- „det, oder das Gehirn *in consensum* genommen „wird." — Du Verney ***) und Teichmeyer ****) halten auch alle completten Luxationen an der Wirbelsäule für absolut lethal. Ploucquet urtheilt nicht auf nothwendige Tödtlichkeit *„quia pressio ejusmodi quan- „doque iterum tolli aegerque salvari potest"* †). Nach ihm unterscheiden die meisten Neuern die verschiedenen Theile der Wirbelsäule, und wir finden sie fast einstimmig über die absolute Lethalität der Verrenkungen der Halswirbel ††).

---

*) l. c. p. 255.

**) l. c. p. 178.

***) l. c. p. 106.

****) l. c. p. 194.

†) *Commentar. etc.* p. 116.

††) Vgl. Boyer l. c. II. p. 124. und IV. p. 103. Foderé *Dict. des Sc. méd.* 43. p. 103. Ribes, ebendas. 57, 294. und 302 u. s. w.

§. 18.

Wenn wir nun die im §. 16. ausgedrückten Zweifel berücksichtigen, wenn wir erwägen, dafs bei weitem die meisten der oben citirten Fälle lethaler Rückgrats-Verrenkungen an den Halswirbeln Statt fanden, dafs dagegen unter den geheilten Halswirbel-Luxationen 1) im Falle von Sellin nur gesagt wird: „die Halswirbel zeigten sich nach hinten „ausgewichen": 2) im Falle von Ploucquet: „der Arzt vermuthete eine Luxation am Hal„se:" 3) im Falle von Hoffmann gar nur von „wahrscheinlich subluxirten Halswirbeln gesprochen wird: 4) Neumann ausdrücklich auch nur einer „Dislocation" erwähnt: 5) Charlton's Beobachtung wie die Meisten der von Copeland mitgetheilten, sehr ungenügend erzählt ist: 6) der Rust'sche Kranke, wie mir Hr. G. R. Rust versichert hat, fast vor den Augen dieses Arztes vom Gerüste fiel, und seine Beschädigung — wenn sie auch mehr als blofse Subluxation war — in demselben Augenblick wieder ausgeglichen werden konnte — so ergiebt es sich, dafs bis auf Eine Ausnahme, von welcher sogleich mehr, kein einziges Beispiel einer wirklich geheilten, *completten* Luxation der Halswirbel existirt. Wir würden daher kein Bedenken tragen, mit allen im vorigen Paragraphen dafür angeführten Autoritäten: jede wahre Luxation der Halswirbelbeine für absolut lethal zu erklären *).

§. 19.

Jene Ausnahme unter allen mir nach eifriger Nachforschung bekannten Fällen bildet die oben angeführte Beobachtung von Ehrlich. Abgesehen davon, dafs dieser Fall eben als einzig dasteht — wenn anders man die Richtigkeit der Diagnose nicht bezweifelt **), so gestehe ich gern, dafs es mir für mein Theil unbegreiflich scheint, wie eine complette Luxation des ersten Halswirbels vom zweiten, und der dadurch nothwendig bewirkte rasche und starke Druck auf das Rükkenmark, das an dieser Stelle so genau die Höhle der Wirbelsäule ausfüllt — zum Heil des Kranken wieder gehoben werden könne! Um so mehr, da an dieser Stelle doch gewifs das verlängerte Mark,

*) In der Einrichtung der Subluxation derselben sollen die englischen Wettrenner eine besondere Fertigkeit haben. (S. Müller Entw. l. c. III. p. 190. Berndt Handbuch p. 173. Nota.

**) Die meisten der oben angeführten Symptome sprechen in der That vielmehr für das Daseyn eines apoplectischen Leidens oder einer Commotion, kurz einer schweren Affection des Gehirns — (Hr. E. selbst p. 205. muthmafste eine beträchtliche Hirnerschütterung) als für eine complette Luxation der Halswirbel. Dabei wäre das Ausweichen des linken schiefen Fortsatzes eines Halswirbels — ob gerade des zweiten lassen wir wieder dahingestellt — also eine Subluxation als Complication wohl denkbar.

Mark das Gehirn in Mitleidenschaft gezogen werden.

Zwar sagt Herr G. R. Rust *), dafs die Fälle von spontaner Luxation der Halswirbel **), und jene von ankylosirtem Genick ***) lehren, dafs der Druck auf das Rückenmark von Verschiebung des ersten Halswirbels nicht immer tödtlich sey. Dagegen hat aber schon Boyer (um einem andern Einwande zu begegnen) gesagt: †) dafs selbst diese Abweichungen die Natur verträgt, „wenn sie nach und nach entstehen," was ja aber bei Verletzungen nicht der Fall ist. So finden wir auch bekanntlich die merkwürdigsten Ansammlungen von Eiter, Afterorganisationen u. s. w. im Gehirn, die die Natur ertragen, und lange ertragen hat, weil sie eben nach und nach daran gewöhnt ward, und die in weit geringerer Quantität den Tod herbeigeführt haben würden, wären sie plötzlich entstanden.

§. 20.

Aus den Gründen, die den im §. 18. ange-

---

*) Arthrokak. p. 82.

**) E. Schupke *Diss. de lux. spont. vert. etc. Berolini.* Ein neuerer Fall davon steht in Rust's Mag. XII, 2. p. 413.

***) Boyer (l. c. II. p. 122.) erzählt einen merkwürdigen Fall, wo der Wirbelkanal nach und nach so verengert wurde, dafs, wie das Präparat in Cüvier's Museum jetzt zeigt, man keine Federspule mehr hineinlegen konnte.

†) l. c. II. p. 122.

führten grade entgegengesetzt sind, nämlich aus der Rücksicht, dafs bei weitem die meisten der oben citirten Fälle von geheilten Rückgrats-Verrenkungen, Verrenkungen an Rücken- und Lendenwirbeln waren, wozu noch für die Verrenkungen der unteren Wirbel die wichtige Rücksicht kommt, dafs der untere Theil des Rückenmarkes dünner ist und den Kanal nicht ganz ausfüllt, bei einer Verrenkung der Wirbel also nicht nothwendig und stark gedrückt wird — aus diesen Gründen können wir reine, nicht complicirte Luxationen der Rücken- und Lendenwirbel, mit mehreren der bereits angeführten Autoritäten (§. 17.) nicht für absolut lethal erklären.

II. Fracturen.

§. 21.

Das Rückgrat ist glücklicherweise den Knochenbrüchen nicht eben häufig unterworfen. Schon alle kurzen, dicken, schwammigten Knochen sind es weniger, und bei den Wirbelbeinen kommt noch in Anschlag die Beweglichkeit des Rückgrates, das leicht den Gewalten nachgiebt, die es zerbrechen könnten, und die Lage der Wirbel, die durch die Rippen und die vielen weichen Theile geschützt sind. Nichts desto weniger kommen Fracturen der Wirbelbeine vor, vorzüglich sind ihnen die untern Rücken- und die oberen Lendenwirbel unterworfen. Bell behauptet *), die Brüche des Rückgrates entständen meistens durch Schüsse, aber schon Heister **), später Sömmering ***) und die grofse Mehrzahl der Fälle, wie wir sogleich zeigen werden, widerlegen diese Behauptung.

§. 22.

Petr. Tabarrani ****) sah mehrere tödtliche Fälle von gebrochenen Wirbeln mit Lähmung der Unterextremitäten und Stuhlverhaltung. Trew sah den ersten Lenden- und ein anderes Mal den 11ten Rückenwirbel zerbrochen †). Mauchart ††) sah einen Knaben, dem der letzte Lendenwirbel verrenkt und zerbrochen war, an Auszehrung sterben. Morgagni erzählt einen Fall nach Valsalva, wo einem Manne ein Stück Holz auf die Lendengegend fiel, und der nach 14 Tagen starb: man fand einen Lendenwirbel zerbrochen †††). — Ein Mann fiel auf den Rücken gegen eine Mauer; er wurde gelähmt u. s. w. und starb am andern Tage. Der Körper des vierten Halswirbels war durch und durch senkrecht gespal-

*) l. c. IV. p. 397.
**) *Inst. chir.* p. 199.
***) l. c. p. 25.
****) *Memorie sopra la fisica etc.* 1743. Sömmering l. c. p. 14.
†) Bei Sömmering l. c. p. 14.
††) *Act. Nat. Curios.* II. 51.
†††) Ep. 51, 26.

spalten, die schiefen Fortsätze gleichfalls, und im Körper des 5ten Halswirbels sah man eine feinere, ähnliche Spalte *). Durch das Umwerfen eines Wagens war der Atlas vom *Epistrophaeus* ganz abgetrennt worden. Der Tod erfolgte auf der Stelle **). Bei einem Carousselspiel erhielt Jemand eine tödtliche Verletzung; Pyl ***) fand den zweiten und dritten Halswirbel zerbrochen, und erklärte dies für die Ursache des Todes. — Ein Mann stürzte vom Pferde und starb am 6ten Tage unter den Zeichen von Lähmung. Hartenkeil ****) fand einen Queerbruch des ersten Lendenwirbels und eine so beträchtliche Oeffnung darin, dafs man mit dem Finger das Rückenmark berühren konnte. Neygenfried †) verlor einen Kranken, der durch eine fürchterliche Gewalt den ersten Rückenwirbel gebrochen hatte. Nach einem Falle aus der Höhe starb ein Mann nach vier und zwanzig Stunden. Die vier untersten Halswirbel waren zerbrochen, aus ihrer Lage gewichen, und manche steckten tief im Rückenmarke ††). Ein 300 Pfund schwerer Mehlsack fiel einem Lastträger auf den Nak-

*) Ludwig *Adversar. med. pract. Lps.* 1771. III. 3.

**) Kühn Sammlung medic. Gutachten. Bresl. 1791. 8. I. p. 109.

***) Aufs. etc. VIII. p. 70.

****) Salzb. Zeit. 1793. II. No. 31.

†) Mursinna's etc. Journal. II. 3. No. 1.

††) Krügelstein, l. c. I. p. 177.

ken; auf heftige Schmerzen und Lähmung folgte der Tod nach kurzer Zeit. Boyer fand den siebenten Halswirbel zerbrochen *). — Ein Mann, der durch einen Fall den *Proc. spinosus* des vierten Halswirbels zerbrochen hatte, starb nach 4 Tagen **). Eine Mauer stürzt auf einen Arbeiter ein, der Tod erfolgt nach zwölf Tagen; man fand den letzten Rücken- und den ersten Lendenwirbel zerbrochen, und dadurch das Rückenmark stark eingedrückt ***). — Nach einem Falle aus der Höhe stirbt ein Arbeiter unter den Zeichen von Lähmung nach 8 Tagen; die fünfte und sechste *Proc. spin. cervicales* und der erste Rückenwirbel waren zerbrochen ****). John Hall erzählt von einem Matrosen, der, um sich zu baden, den Kopf voran, vom Mastbaum in die See sprang. Um das Ertrinken zu verhüten, hatte man im Wasser ein Segel ausgebreitet. Er kam nicht wieder zum Vorschein, und wurde von seinen Kameraden ganz bewegungslos an Bord gebracht. Die obern und untern Extremitäten waren gelähmt, die Haut gefühllos, im Nacken fühlte der Kranke Schmerz, besonders bei der Bewegung. Es entstand Erbrechen und Fieber, und 48 Stunden nach dem Falle erfolgte der Tod.

---

*) Abh. über die Krankheiten der Knochen. I. p. 82.

**) Bedingfield s. Salzb. Zeit. 1818. I. p. 393.

***) Demüssy l. c. p. 13.

****) Ebendaselbst p. 15.

Bei der Leichenöffnung fand man, nebst dem entzündeten Magen, den Körper des fünften Halswirbels horizontal gespalten, den *Proc. spinos.* des vierten auf den fünften gedrängt, den *Proc. obliquus* desselben gebrochen, die *Proc. obliqui* des fünften gebrochen und subluxirt, den linken Bogen an drei Stellen gebrochen, und so nach vorn gedrängt, daſs das Rückenmark ganz platt war, und endlich noch den Bogen des sechsten Halswirbels gebrochen *).

§. 23.

Gewöhnlich wirkt die verletzende Gewalt, die erforderlich ist um die Wirbel zu brechen, nicht blos dahin, sondern auch hier, und grade hier hat man es meistens mit einer Reihe der gefährlichsten Complicationen zu thun, wie z. B. Verrenkung, Erschütterung, Entzündung mit ihren Folgen, Extravasate, Eindringen der Knochensplitter in das Rückenmark u. s. w.

Morgagni **) sah einen Winzer auf das Steinpflaster stürzen und vier Stunden nachher jämmerlich sterben. Es fanden sich Extravasate in Hirn und Brust, Brüche des Stirnbeins, der Rippen und der sechs obern Rückenwirbel. Heister ***) sah nach einem Falle von der Höhe einen Wirbel gebrochen und das Rük-

*) Salzb. Zeitg. 1822. N. 24. aus dem *Lond. med. Repository* 1820.

**) l. c. 52, 34.

***) l. c. p. 199.

kenmark zerrissen. In Kühn's oben angeführten Falle fand sich zugleich starkes Extravasat und Quetschung des verlängerten Markes. Amelung erzählt *) die Geschichte eines Soldaten, der von einem Baume herab mit dem Rücken gegen einen andern Baum fiel. Unter den schlimmsten Zufällen starb der Kranke nach 12 Wochen. Die fünf letzten Rückenwirbel waren sämmtlich zerbrochen, die beiden ersten Lendenwirbel luxirt, und das Rükkenmark war an diesen Stellen ganz verzehrt, und nichts übrig als faule häutige Theile. John Gordon **) sah einen Schornsteinfeger drei Stock hoch herunterstürzen, sich bald erholen, aber doch am siebenten Tage sterben. Der letzte Halswirbel war zerbrochen und luxirt, und das Rückenmark hier ganz zerstört, und in eine käseartige Masse verwandelt ***).

§. 24.

Wir finden die Schriftsteller in ihren Urtheilen über die Lethalität der Wirbelbein-Fracturen viel weniger getrennt, als bei den bisher abgehandelten Verletzungen. Im Gegentheil vereinigen sie sich fast einstimmig über die Tödtlichkeit derselben. Bohn hält sie für lethal, weil sie nothwendig entweder „*comprimendo vel pungendo*“ auf das Rückenmark wir-

*) Hufeland's Journal XX. 4. p. 21.

**) *Edinb. med. and surg. Journ.* 1817. Oct. N. 53.

***) Vgl. auch unten §. 40. den Fall von Haugk.

ken *), und eben so urtheilen Büttner **) und Teichmeyer ***). Auch Ploucquet sagt von den Fracturen der Wirbelbeine, dafs sie „*lentam quidem, sed certam mortem*" herbeiführten ****), ja schon die ältesten Wundärzte, z. B. ein Guy de Chauliac, riethen bei solchen Brüchen lieber nichts zu unternehmen, und den Kranken seinem Schicksale zu überlassen, unstreitig weil sie von der Unheilbarkeit der Verletzung überzeugt waren, und unangenehme Erfahrungen sie belehrt hatten, dafs Reposition und ähnliche Manövres leicht durch erneuten Druck oder Stechen des Rükkenmarkes den Tod nur beschleunigten. Auch nachdem doch neuerlich die Chirurgie so bedeutend vorgeschritten ist, behaupten doch die Schriftsteller hier noch die Ohnmacht derselben, und Bene †), Foderé ††) und Henke †††) rechnen die wahren Fracturen des Rückgrates zu den unmittelbar tödtlichen Verletzungen.

§. 25.

Aber die Annalen der Medicin weisen auch hier ein Paar höchst merkwürdige Fälle auf, die den gerichtlichen Arzt bedenklich machen

*) *de renunc.* p. 258.
**) Unterr. p. 48.
***) l. c. deutsche Ausgabe p. 194.
****) *Comment.* p. 116.
†) l. c. p. 135.
††) l. c. 43. p. 105.
†††) l. c. p. 255.

müssen. Thomas Bartholinus nämlich erzählt *) nach der Angabe des Herzogs von Lüneburg, von einem Brüsseler Soldaten, dem eine Kanonenkugel zwei Rückenwirbel zerschmettert hatte, der aber genas, und sich mittelst einer eisernen Stange, die er am Rücken trug, aufrecht erhielt **). Der grofse P. Camper ferner erzählt ***), dafs er in seinem Cabinet einen Lendenwirbel von einem Manne habe, der sich in einem Anfalle von Raserei zwei Stock hoch aus dem Fenster gestürzt hatte, paralytisch geworden, aber in einem Jahre genesen war. „Man sah, sagt Camper, den ehemaligen Bruch an dem Wirbelbeine."

Gegen den Fall von Bartholin erwähnt Demüssy mit Recht, dafs es zu bedauern sey, dafs wir keine genauern Nachrichten darüber besäfsen, denn so wie er da steht, bleibt er wenigstens unwahrscheinlich. Gegen den unbestreitbaren Fall von Camper sey aber wenigstens das Factum gestellt, dafs Sömmering in Bonn's vortrefflicher Beschreibung der Knochensammlung des Hovius vergeblich nach einem Beispiel von Bruch der Wirbel gesucht hat †), so wie ich meiner Seits in Sömme-

*) *Epist. med.* 1740. III. p. 268.
**) Demüssy l. c. p. 29.
***) *Prix de l'Académie* V. p. 828. Demüssy l. c. p. 25.
†) l. c. p. 23.

ring's Beschreibung seiner, aus mehr als dreihundert Stücken von zerbrochenen und wieder geheilten Knochen bestehenden Sammlung *) vergeblich nach gebrochenen und geheilten Wirbelbeinen gesucht habe. Auch die reichen Sammlungen des Berliner Musei besitzen keine gebrochenen und geheilten Wirbelbeine.

§. 26.

Indefs bleibt Camper's Fall, wenn auch nur als einzige, begründete Ausnahme, constatirt. Er betraf den Bruch eines Lendenwirbels; Bartholin's Fall, den von Rückenwirbeln. Diese Rücksicht und jene im §. 20. über die respective Weite des Kanals am unteren Theile der Wirbelsäule, so wie die Thatsache, dafs ja überhaupt das Rückenmark hier eine geringere Wichtigkeit hat, bestimmen mich, mit den oben in den §§. 3. und 4. angeführten Autoritäten über die Verletzungen des Rückenmarkes (an seinen verschiedenen Stellen) im Allgemeinen, wozu ich hier noch speciell die Meinungen Metzger's und Boyer's anführe, von denen Jener **) nur die Fracturen der Halswirbel für unmittelbar lethal erklärt, dieser aber sagt ***), dafs wenn sich die Lähmung auf die untern Extremitäten beschränkt — also nur Rücken- oder Lenden-

*) l. c. p. 29.
**) l. c. p. 79.
***) l. c. III. p. 125.

wirbel gebrochen sind — der Tod nicht unmittelbar und absolut zu folgen brauche — diese Umstände, sage ich, zusammengenommen, bestimmen mich als Resultat anzunehmen: dafs jede Fractur der Halswirbel *absolut* lethal sey, nicht aber jede einfache Fractur der Brust- oder Lendenwirbel.

§. 27.

Wenn blofs die Dornfortsätze der Wirbel zerbrechen, wodurch das Rückenmark nicht beschädigt wird, so ist die Verletzung keinesweges absolut lethal. Aurran hat einen solchen Fall, wo die Natur den Bruch zweier Rückenwirbel-Dornfortsätze glücklich herstellte *).

III. Fremde Körper.

§. 28.

Es können nach Verwundungen fremde Körper eingedrungen seyn, und auf das Rückenmark drücken, z. B. in Cüvillier's Fall die Degenspitze, oder Kugeln nach Schufswunden, oder Knochensplitter u. s. w. Diese Momente sind aber wichtiger in chirurgischer als in legal-medicinischer Hinsicht, weil ihre Wirkung schon bei den Verletzungen, durch die sie eben veranlafst wurde, also bei den Stich-, Schufswunden, Fracturen etc, abgehandelt worden ist,

*) Sömmering p. 22. vergl. auch Tittmann Lehrbuch der Chirurgie 1800, 8. p. 505.

und weil sie ohne eben diese Verletzungen gar nicht im Rückenmarke existiren können.

§. 29.

Das Rückenmark kann aber ferner gedrückt werden durch

IV. Ausgetretene Flüssigkeiten

und die Betrachtung dieser Art von Compression des Markes ist um so wichtiger für die gerichtliche Medicin, da man gar nicht selten nach Verletzungen im Leichname keine weitere sichtbare Folge findet, als bloſs eben Flüssigkeiten in der Wirbelsäule, und sich daher die Frage aufdrängt, ob diese wohl nothwendige Ursache des Todes sind?

§. 30.

Auf das Rückenmark drückende Flüssigkeiten sind entweder blutiger, oder purulenter, oder wässerigter Natur. Ein wäſsrigtes Secret pflegt nicht in Folge äuſserer Veranlassungen vorzukommen, sondern ist mehr Bildungsfehler oder Folge von Entzündung aus inneren Bedingungen u. s. w. Aber auch blutige und eitrige Massen, die sich nach dem Tode im Wirbelkanale finden, können Folgen einer *Myelitis* aus innern Bedingungen seyn. Schon Boerhave nannte solche Fälle Apoplexie des Rükkenmarkes, *Parapoplexia*; Dühamel und Harles haben diese Benennung beibehalten *) und

*) Brera und Harles über die Entzündung des Rükkenmarkes. Nürnb. 1814. 8. p. 27.

neuerlichst hat wieder Bergamaschi *) mehrere Fälle bekannt gemacht, wo blutige, seröse und eitrige Ergüsse in den Wirbelkanal die Folgen von Entzündung aus innern Bedingungen waren. Als Ausgang der *Myelitis* ohne mechanische Veranlassung, sahen auch solche Extravasate Bonet **), Morgagni ***), Portal ****) und Abercrombie †).

Man hat auch andere Fälle, wo gleichfalls Eiter sich im Wirbelkanale fand, das aber seinen Ursprung im Gehirn gehabt hatte, und nur von da herabgeflossen war. Solche Fälle erzählen **Duverney, Howship, Morgagni** u. a. ††). Es leuchtet ein, dafs es wichtig sey, diese Umstände zu wissen und zu berücksichtigen, um im vorkommenden Falle von Extravasat auf dem Rückenmark den Causalnexus richtig zu beurtheilen.

§. 31.

Auf äufsere mechanische Veranlassungen pflegen sich Flüssigkeiten zu ergiefsen, oder secernirt zu werden, bei Stich-, Hieb- oder Schufswunden, indem unmittelbar Blutgefäfse verwundet werden, bei Luxationen und Frac-

*) *Sulla mielitide stenica etc. Pavia* 1820. 8. *p.* 32.

**) *Sepulchr. I.*

***) *De Sed. X.* 13.

****) *Cours d'anat. méd.* IV. p. 115.

†) Von den Krankheiten des Gehirns und Rückenmarks von de Blois p. 271.

††) S. Bergamaschi, l. c. p. 66.

turen der Wirbel und bei Erschütterungen der Wirbelsäule, durch Stöfse, Würfe, Fall u. dergl., indem Gefäfse reifsen, so dafs fast keine mögliche Verletzung da ist, die sich nicht mit der Erscheinung des Extravasates compliciren könnte, das nicht selten eben jene Verletzung erst tödtlich macht durch andauernde Compression des Rückenmarkes *).

§. 32.

Ein Arbeiter fällt vierzehn Fufs hoch herab, verliert das Bewufstseyn, hat erschwerte Respiration, unwillkührliche Darmentleerungen u. s. w. Am zwölften Tage erfolgt der Tod. Boyer fand ein Blutwasser vom untern Theile bis in die Mitte des Rückenmarkes zwischen der harten Hirnhaut und der *Pia mater* ergossen **). In Meckel's Archiv ***) steht die Geschichte einer Verrenkung des fünften Halswirbels, worauf sogleich Lähmung und in neunzehn Stunden der Tod erfolgte. Der ganze Wirbelkanal war voll Blut. — Nach einem Falle auf den Rücken erfolgte der Tod nach 14 Ta-

*) Einen neuen, lehrreichen und unumstöfslichen Beweis für die Erfahrung über die Zufälle, die Druck des Rückenmarks veranlafst, liefert die Erzählung von einer *Spina bifida* in Meckel's Archiv, (1822. VII. 1. p. 52.), wo man jedes Mal, wenn man durch einen Druck das Wasser aus der Geschwulst nach oben den Canal hinaufsteigen liefs, vorübergehende Anfälle von Schlagflufs und Lähmung verursachte.

**) l. c. III. p. 125.

***) IV. S. 104.

gen. Demüssy fand, daſs ein sehr beträchtlicher Bluterguſs den Wirbelkanal füllte *). — Ein Kärrner stürzte vom Wagen, klagte indeſs bloſs über steifen Hals, und konnte alle Glieder bewegen. Doch entwickelte sich am achten Tage Trismus u. s. w. und nach 14 Tagen starb der Kranke. Karl Bell fand eine groſse Menge eiterartigen Stoffes im Kanale des Rückgrates und den Intervertebral-Knorpel vom letztern Hals- und ersten Rückenwirbel zerstört **). Ein Mann bekam einen heftigen Stoſs an die Lendenwirbel und wurde sogleich an den Füſsen gelähmt. Er lebte sechs Monate, und starb dann marastisch und mit mehreren groſsen brandigen Geschwüren am Kreutzbein und den Trochanteren. Aurran fand Eiter im untern Theil des Wirbelkanals ***). — Ein junger Mensch fühlt nach dem Aufheben einer schweren Last die Zeichen einer *Myelitis*, und stirbt am zehnten Tage. Man fand eine „*prodigiosa effusione di linfa*“ zwischen den Häuten des Rückenmarks und der knöchernen Scheide †). Ein Mann fällt vom Wagen, wird noch von den Pferden geschleift, und stirbt am 14ten Tage. Es fand sich eine sehr groſse Menge von Serum in der Wirbelhöhle ††). Ein funf-

*) l. c. p. 9.
**) Abercrombie l. c. p. 265.
***) Demüssy l. c. p. 31.
†) Bergamaschi l. c. p. 32.
††) Ebendaselbst p. 35.

sigjähriger Mann fällt vom Heuboden herab und auf das Kreutz, er stirbt am andern Tage, und man findet die ganze Länge des Rückenmarkes entlang zwischen Mark und Membranen schwarzes Blut und Lymphe *). Noch mehrere andere Fälle von Gaultier, Chevalier, Virey etc. wo man bei plötzlich Verstorbenen Effusionen fand, zählt Bergamaschi auf **).

§. 33.

Alle diese traurigen Erfahrungen scheinen die fast einstimmige Meinung aller Lehrer über die unumgängliche Tödtlichkeit solcher ausgetretener Flüssigkeiten in der Wirbelsäule unumstöfslich zu erhärten. Denn, wenn auch Copeland's bekanntes Mittel, bei Leiden des Rückenmarkes den eigentlich leidenden Punct durch einen warmen Schwamm zu erforschen, sich auch dahin bewährte, dafs es sogar den Sitz einer Sugillation verriethe, oder wenn es ganz gewisse diagnostische Kennzeichen der Existenz von Extravasaten in den Rückenmarkskanal gäbe, so hat doch leider die Chirurgie seit Bohn's Zeiten, also seit mehr als hundert und vierzig Jahren, grade hier keine Fortschritte gemacht, indem sie noch heute keine Wege an die Hand giebt, solche Flüssigkeiten zum Heile des Kranken zu entleeren. Aber

*) Ebendaselbst p. 60.

**) l. c. p. 54.

Bohn sagte schon *); daſs der Druck des Rükkenmarkes durch Extravasate um so mehr gewiſs tödtlich sey: „*quod pro eodem (cruore) edu*„*cendo haud suppetant instrumenta chirurgica, qua*„*lia nihilominus in quibusdam casibus ars cerebro* „*concessit satis commoda et salutaria* **)“. So hält auch Woyt ***) „das Geblüte, so zwischen den Wirbeln rönnt,“ für unumgänglich tödtlich; eben so urtheilen van Swieten ****), Du Verney †), Büttner ††), Hebenstreit †††), Duhamel und Harles ††††).

§. 34.

Nach allen in den vorigen Paragraphen aufgeführten Gründen, die Erfahrung und Autori-

---

*) l. c. p. 259.

**) Ich bekenne gern, daſs ich Albr. Meckel nicht ganz verstehe, wenn er (Lehrb. d. ger. Medic. Halle 1820. p. 171. 172.) gegen diesen Ausspruch Bohn's sagt: „die Nichtanwendbarkeit des Trepans sey kein „Grund, die Verletzungen des Rückenmarkes für ge„fährlicher zu halten, als die des Gehirns“, da ein nachtheiliger Druck durch ausgetretene Flüssigkeiten wegen der zahlreichen und weitern Oeffnungen des Rückgrats weit eher Abfluſs fände als im Schädel. Denn wohin soll dieser „Abfluſs“ zum Heile des Kranken Statt finden? In die Brust? In den Unterleib? Und haben denn nicht in den meisten Fällen die Flüssigkeiten ihren Sitz grade zwischen dem Mark und seinen Häuten?

***) l. c. p. 178.

****) l. c. p. 253.

†) l. c. p. 115.

††) l. c. p. 48. und Anweisung l. c. p. 80.

†††) l. c. p. 426.

††††) l. c. p. 27.

täten bieten, müssen ausgetretene Flüssigkeiten in der Wirbelsäule, die auf das Rückenmark drücken, überall für nothwendig tödtlich erklärt werden. Dies Urtheil wird gerechtfertigt:

1) eben durch Erfahrung und Autorität (siehe oben),

2) durch die Rücksicht, dafs es meistens schon einer starken Kraft bedarf, um solche Extravasate u. s. w. zu verursachen, dafs aber diese Kraft dann in den meisten Fällen zugleich andre gefährliche Verletzungen bewirkt, wie Fracturen u. s. w.,

3) durch den Umstand, dafs solche Flüssigkeiten nicht zu entfernen sind, also, bei dem heutigen Standpuncte der Chirurgie, jede zum wirklichen Vortheile des Kranken führende Kunsthülfe ausschliefsen *).

---

*) In diesem Augenblick giebt Herr Prof. Wagner in Gräfe's und Walther's Journal für Chirurgie und Augenheilkunde IV. 2. S. 324. folgende Nachricht, deren Inhalt freilich den gröfsten Einflufs zur Widerlegung des eben von mir gefällten Urtheils haben wird, wenn der Ausgang dieses Versuchs und wiederholte Erfahrungen für die Verletzten günstig ausfallen sollten: „Im Thomasspitale (in London) sah ich von Hrn. Tyrrel eine wichtige Operation verrichten. Bei einem von einem heftigen Schlage vor 2 Tagen in den Rücken getroffenen, und seit der Zeit an den untern Extremitäten gelähmten Manne, öffnete er die Rückenmarkshöhle, um das Rückenmark von dem vermutheten Drucke

Ein einziger Zweifel aber sey hier, eben nur als solcher hingestellt. Daſs Extravasate im Gehirne von der Natur wieder absorbirt werden

zu befreien. In der Gegend der untern Rücken-Wirbel wurde das Rückgrat bloſsgelegt, und theils mit einer Art Trephine, theils mit der Kettensäge und einer Art kurzer Säge wurden die Bogen von zwei Rückenwirbeln (ich glaubte von dem elften und zwölften) herausgenommen. Der eine soll deprimirt, der andre herausgetrieben gewesen seyn. Am dritten Tage nach der Operation befand sich der Kranke noch recht wohl, und behauptete mehr Gefühl in den untern Extremitäten zu haben. Seitdem habe ich ihn nicht wieder gesehn." — Diese Operation ist ähnlich der von Cline zuerst verrichteten, und von welcher im *New England Journ. of med. and surgery etc.* 1815. IV. No. 1. (s. Gött. gel. Anz. 1823. No. 51.) berichtet wird: Bei einem 26jährigen Manne waren durch einen Fall die Dornfortsätze des 7ten, 8ten und 9ten Rückenwirbels abgebrochen und veranlaſsten Druck auf das Rückenmark; es war völlige Lähmung *quoad sensum et motum* zugegen. Cline machte einen vier bis fünf Zoll langen Einschnitt grade über den verletzten Theil, entfernte zwei abgebrochene Dornfortsätze und ein Stück des dritten, so daſs aller Druck auf das Rückenmark gehoben wurde. Da der obere Wirbel dislocirt war, und nach vorn drückte, so wurden die *Proc. transversi* stückweis an jeder Seite mittelst einer Säge weggenommen. Man suchte dann den Wirbel zu reponiren, allein vergebens, weil die Ansätze des Zwerchfells und der *Psoas* stets die Dislocation wieder verursachten. Die Lähmung verlor sich nicht, und der Kranke starb am 19ten Tage. — Diese beiden wichtigen Fälle gestalten sich also, wie man sieht, so, daſs unsre obigen Urtheile bis jetzt noch bestehn bleiben. Mögen sie durch die raschen Fortschritte der heutigen Chirurgie bald durchaus widerlegt werden!

den können, wie sie in andern Organen oft und leicht absorbirt werden, die mehr mit resorbirenden Gefäfsen versehen sind, als Gehirn und Rückenmark — hat neuerlichst Riobé nachgewiesen *). Nun fragt sich's, können nicht vielleicht auch, wenigstens kleinere Extravasate auf dem Rückenmark wieder resorbirt werden? Ja trat nicht vielleicht in vielen von den Fällen, wo die Beobachter von geheilten Erschütterungen reden **), grade der Procefs der Resorption eines Statt gehabten Extravasats ein? Und dann würde doch noch also eine Naturhülfe bei jenem Druck von Flüssigkeiten möglich seyn, wenn diese auch noch bis jetzt die Kunsthülfe ausschliefsen, und nach dieser Hypothese, die aber erst durch fernere pathologisch-anatomische Untersuchungen fest begründet werden mufs, wäre dann freilich unser Urtheil über die absolute Lethalität solcher Extravasate zu modificiren.

§. 35.

Wir müssen hier noch als Anhang der Fälle gedenken, wo nach Verletzungen, die die Wirbelsäule trafen, sich unmittelbar darnach zwar keine sichtbaren Folgen entwickelten, aber all-

*) *Observations propres à resoudre cette question: l'Apopléxie dans laquelle il se fait un épanchement de sang dans le cerveau est elle susceptible de guérison? Paris* 1814; besonders p. 18.

**) S. unten §. 38.

mählig und später die Wirkungen sich ausbildeten, die dann durch Compression und Druck des Rückenmarkes lebensgefährlich und tödtlich wurden. Zu diesen Folgen gehören Hydatiden und Afterorganisationen aller Art, Verknöcherungen, Verdickungen der Membranen u. dergl. m. Auf einen Fall, den ein Knabe gegen eine Stuhllehne that, erfolgte nach vier Monaten ein paralytischer Tod. Im Rückenmarke fand sich als *Causa mortis* eine Gehirnmark-ähnliche Geschwulst, (Marksarkom, *Encéphaloide*), die das Rückenmark sehr comprimirte und grade an der Stelle safs, wo die Beschädigung Statt gefunden hatte *). Ein Graf fiel beim Umwerfen des Wagens auf den Nakken, erst sechs Monate später fing er an über unbedeutende Beschwerden beim Sprechen und bei der Bewegung des linken Arms zu klagen und die Symptome fingen nur erst nach einem Jahre an bedeutender zu werden. Erst nach vier Jahren starb der Kranke, man fand das in den Halswirbeln eingeschlossene Rückenmark sehr stark und fest, und hier dessen Häute so dicht, dafs sie kaum zu durchschneiden waren **). Einen dem Copelandschen sehr ähnlichen Fall erzählt auch Abercrombie ***): ein junger Mann stürzte aus einem zwei Stock

*) Copeland l. c. p. 45.
**) Abercrombie l. c. p. 276.
***) l. c. p. 281.

hohen Fenster, brach aber weder, noch verrenkte er etwas am Rückgrate. Drei Jahre nachher litt er an Schmerzen der Schenkel und des Rückens, es bildete sich eine Geschwulst überden Lendenwirbeln, es traten Lähmungszufälle ein, und im sechsten Jahre nach dem Falle starb der Kranke. Man fand in den Rückenwirbeln jene Geschwulst, die gleichfalls ein Marksarkom war. Hieher gehören auch die Fälle von Caries und Abscessen der Wirbelbeine, und ähnlichen Processen in den Häuten des Rückenmarkes, die sich zuweilen lange nach einer Verletzung, aber sicher in Folge derselben ausgebildet hatten. Verdries erzählt einen solchen Fall *): ein Soldat fiel aus der Höhe herab, worauf Lähmung und Schmerz entstanden, die aber bald nachliefsen. Nach zwei Jahren trat Rückenschmerz, ein Abscefs in der Lendengegend am Rückgrat und Zehrfieber ein, und der Kranke starb. Die Lendenwirbel waren ganz cariös, die Bänder zerfressen, die Häute der *Medulla* brandig, und „selbst der Mark verdorben". — Nach einem Fall auf die Lenden wurde die untere Hälfte des Körpers gelähmt, aber der Kranke genas wieder. Nach zwei Jahren trat ein Zehrfieber auf, das ihn fortraffte. Die Körper der zwei ersten Len-

*) Neue Sammlung der auserlesensten und neuesten Abhandlungen für Wundärzte, 1783. III. p. 250.

denwirbel waren ganz verzehrt, und das Mark ragte mit seinen Häuten in den Unterleib als ein faustgrofser Sack hinein *).

Der gerichtliche Arzt mufs die Möglichkeit und die Existenz solcher Beispiele kennen, um in einem speciellen Falle von einer Verletzung, die das Rückgrat traf, sein Urtheil gründlich und erschöpfend abzugeben. Dafs pathologisch-anatomische Veränderungen, wie die angeführten, auf die Länge durch anhaltenden, immer stärker werdenden, und nicht zu hebenden Druck auf das Rückenmark tödten müssen, ist einleuchtend; den Causalnexus aber zwischen ihnen und der Stattgefundenen Verletzung aufzufinden und zu begründen, das mufs im individuellen Falle individuell sich modificiren. Im Allgemeinen gilt nur der Satz: dafs Compressionen des Rückenmarkes um so rascher tödten, je mehr sie plötzlich entstehen und umgekehrt.

Drittes Kapitel.

Von der Erschütterung des Rückenmarkes.

§. 36.

Die häufigste Folge von Beschädigungen und Verletzungen jeder Art, die die Wirbelsäule treffen, sind die verschiedenen Grade **)

---

*) *Nova Acta phys. med.* etc. 1791. VIII. 32.

**) Auf einen, weniger gekannten, geringern Grad der Erschütterung, die Traction des Rückenmarkes, hat unlängst Reydellet (*Dict. des Sc. méd.* 33. p. 563.) aufmerksam gemacht.

der sogenannten Erschütterung des Rückenmarkes, ja es existirt wohl keine bedeutendere Verletzung dieser Theile, die nicht neben ihren nächsten und unmittelbaren Folgen, Wunden, Brüchen u. s. w. zugleich auch eine Erschütterung verursachte. Gewiſs scheint es uns, daſs die Chirurgie diesen Begriff zu weit gesteckt hat, und daſs sie gar mannichfache Zustände unter den Namen der Erschütterung des Gehirns, des Rückenmarkes zusammenfaſst. Daher finden wir die Schriftsteller so wenig einig über die Symptome der Commotion im Leben und nach dem Tode, und in dem, auch für die legale Medicin so wichtigen, Criminalprozesse Fonk's war nur unlängst wieder noch vorzüglich die Erschütterung (des Gehirns) der Apfel der Zwietracht unter den Sachverständigen *). Wie die Verhandlungen jetzt stehn, würden wir nur in den Fällen auf eine reine und wahre Erschütterung des Rückenmarkes diagnosticiren, wo auf eine Beschädigung oder Verletzung des ganzen Körpers oder nur der Wirbelsäule rasch und unmittelbar die bekannten Symptome von Lähmung des Rückenmarkes auftraten, ohne daſs weder im Leben, noch nach dem Tode irgend eine mechanische oder organische Ursache aufzufinden wäre, der man die Wirkung

*) Der Kampf für Recht und Wahrheit, 2ter Band. Kölln 1822.

der Compression und Lähmung des Markes zuzuschreiben hätte. Dafs es solche Fälle giebt, ist unbestreitbar; ob aber das Wesen der Erschütterung auf einem chronischen Entzündungsprocefse (Abercrombie) oder darauf beruhe, dafs die Canäle, die im Rückenmarke die Lebensgeister führen, gequetscht und in Unordnung gebracht werden *), oder worauf sonst, das darf der gerichtlichen Medicin gleichgültig seyn, die nur zu untersuchen hat, ob und wie weit solche Fälle, in denen man nach Verlezzungen nur eine blofse Erschütterung des Rükkenmarkes annehmen darf, dem Leben gefährlich sind.

§. 37.

Morgagni erzählt **) nach Valsalva ein Beispiel, wo die Commotion des Rückenmarkes nach einem Falle in vier Stunden tödtete. Saviard sah ***) nach einem heftigen Fall auf den Rücken sogleich Lähmung und nach zwölf Stunden den Tod erfolgen, aber er fand nirgends eine Spur von Bruch, Luxation etc. Ein Enkel von Peter Frank's Bruder beobachtete eine Rückenmarks-Erschütterung bei vier Männern, die von einem hohen Baume herab auf das Rückgrat gestürzt waren, und alle starben †). Man fand nichts Bemerkens-

*) Du Verney l. c. p. 114.

**) l. c. 54, 25.

***) Richter's chir. Bibl. VII. p. 665.

†) P. Frank's kleine Schriften l. c. p. 308.

werthes in den Cadavern. Boyer sah einen Strumpfmacher einen paralytischen Tod sterben, der auf die Nierengegend in einen Graben gestürzt war; nirgends im Leichnam fand sich eine wahrnehmbare Ursach des Todes *). Ein ander Mal erzählt derselbe Beobachter einen ganz ähnlichen Fall einer tödtlichen Rükkenmarks-Erschütterung **). Ein Mann fällt aus seinem Bette, mit dem Kreutz auf den gepflasterten Fufsboden, wird sogleich paralytisch, und stirbt am achten Tage. Aurran fand nichts Bemerkenswerthes im Leichnam ***). — Ein Mann stürzte von einer hohen Eiche herab, worauf sogleich Gefühllosigkeit und Lähmung, Sinken des Pulses, Schmerz im Nacken, Erection des Penis u. s. w. eintrat. Funfzehn Stunden nach dem Falle erfolgte der Tod. Man fand Extravasate in die Brust- und Bauchhöhle und einen Bruch im *Sternum*, aber an der Wirbelsäule liefs sich nichts auffinden †).

§. 38.

Gegen diese wenigen Beispiele von tödtlichen Rückenmarks-Erschütterungen giebt es

---

*) Krankh. der Knochen, übers. von Spangenberg. I. p. 83.

**) Chir. Krankheiten III. p. 125.

***) Demüssy, l. c. p. 30.

†) Rust's Magaz. XIV, 2. Ob wohl auch der sonderbare Fall hierher gehort, wo ein Mann sein Weib durch „Zerquetschung der Nackenmuskeln" tödtete? (Albr. Meckel's Lehrb. p. 172.)

indessen eine Menge anderer Fälle, wo alle Zeichen auf eine solche Commotion deuten, und in denen die Kranken leben blieben. Morand *) beobachtete einen solchen Fall, wo der Kranke nach einem heftigen Sturz sogleich Sinne und Bewegung verlor; die Symptome von Lähmung traten immer stärker auf, über vierzig Stunden lang fühlte man keinen Puls, aber eine zweckmäfsige Behandlung stellte den Patienten wieder her. Theden heilte eine Commotion des Rückenmarks, die mit Lähmung der Füfse, unwillkührlichen Excrementenabgang u. s. w. auftrat, durch kalte Bäder und Clystiere **). — Ein Maurer fiel rücklings von einer Höhe auf einen Schutthaufen, verlor sogleich Bewegung und Besinnung, wurde am Unterkörper ganz gelähmt u. s. w. Nach zwei Brechmitteln, die Desault reichen liefs, kehrte nach fünf Tagen zuerst Gefühl in den Schenkeln wieder, der Kranke bekam nun einen Tag um den andern *Emetica*, besserte sich, und verliefs in 59 Tagen das Hospital ***). — Combaldini beobachtete einen Kranken, der nach einem heftigen Falle bewufstlos und gelähmt liegen blieb, keine Darm- und Blasenentleerung

---

*) Verm. chir. Schriften. Richter's chir. Bibl. IV. p. 169.

**) Neue Bemerkungen etc. 1782. II.

***) Desault's auserlesene chirurgische Wahrnehmungen 1798. VI. p. 112.

haben konnte u. s. w., aber nach 25 Tagen vollkommen genas *). — Ein Matrose fiel aus einer ansehnlichen Höhe auf das Verdeck; es folgte heftiger Schmerz in der Gegend der drei letzten Rückenwirbel, Lähmung u. s. w. Der Kranke wurde geheilt **). — Ein robuster Landmann fiel vom Boden mit dem untern Theil des Rückgrates auf eine Wagendeichsel; Harles fand die Symptome einer Rückenmarks-Erschütterung und Entzündung, stellte aber in einigen Wochen den Kranken wieder her ***). — Willich sah einen Bauer rücklings von einem Fuder Holz herab auf den Nacken fallen, und ohne Gefühl und Bewegung und gelähmt in den Sphincteren liegen bleiben. Erst nach 10 Wochen konnte sich der Kranke wieder aufrichten und erst nach mehreren Monaten war er leidlich †). Ein Knabe fällt zwölf Ellen hoch von einem Baume herab, erschüttert das Rükkenmark, wird aber geheilt ††). — Abercrombie sah 1816 einen Mann, dem beim Sprengen eines Felsens ein grofser Steinblock gegen die untern Rücken- und obern Lendenwirbel sprang. Er stürzte augenblicklich

---

*) *Bull. de la Soc. de l'Ecole de Méd. de Par.* 1808. *Février.*

**) Mortimer im *Edinb. med. and surg. Journ.* 1818. 53. I.

***) l. c. p. 65.

†) Hufeland's Journ. 21, 2. p. 86.

††) Albr. Meckel, l. c. p. 172.

an den Unterextremitäten u. s. w. gelähmt, zu Boden, befand sich aber nach mehreren Wochen einer zweckmäfsigen Behandlung ganz wohl *). Den neusten Fall einer geheilten Rükkenmarks-Erschütterung endlich erzählte unlängst Muhrbeck **), wo ein Arbeiter durch das Einstürzen einer Wand auf das Rückgrat schwer getroffen wurde, alle Zeichen der Commotion des Rückenmarks zeigte, aber nach drei Monaten geheilt ward.

§. 39.

Diese Beispiele beweisen, dafs die Erschütterungen des Rückenmarkes keinesweges nothwendig tödtlich sind. Darüber finden wir diesmal die Lehrer auch so ziemlich übereinstimmend. Schon Paré ***) und Desault †) glaubten an eine mögliche Heilung, und von den Neuern hält Wildberg die heftigen Erschütterungen des Rückenmarkes nur für „meist" unmittelbar ††), Bernt sie für „oft schnell" tödtlich †††) und Metzger und Henke wenden auf sie nur die allgemeine Regel der Verletzungen des Rückenmarkes an, dafs diese Erschütterungen um so

*) l. c. p. 286. vergl. die Fälle bis p. 290.

**) Hufeland's Journal August 1822.

***) l. c. p. 558.

†) Richter's chir. Bibl. XII. p. 125.

††) l. c. p. 350.

†††) l. c. p. 161.

gefährlicher und tödtlicher sind, je mehr sie die dem Gehirne nahen Theile des Rückenmarkes treffen.

Dieser Satz mufs allerdings, nach allen in dieser Abhandlung aufgestellten Erfahrungen statuirt werden, zugleich mit dem: dafs die Erschütterungen des Rückenmarkes um so tödtlicher sind, je mehr sie sich mit andern Verletzungen desselben compliciren.

§. 40.

Nur zu häufig aber finden grade bei den Verletzungen des Rückenmarkes die verschiedensten Complicationen Statt, und wir müssen noch einmal wiederholen, dafs alle in dieser Abhandlung gemachten Ein- und Abtheilungen jener Verletzungen mehr logisch getrennt sind, als sie in der Natur gesondert vorkommen. Nachdem die respective Wichtigkeit der einfachen Verlezzungen zu bestimmen versucht worden ist, wird es im concreten Falle nicht schwer werden, Complicationen derselben zu beurtheilen, da ja überall der Satz gilt: dafs complicirte Verletzungen um so mehr lebensgefährlich sind, als es die einfachen einzelnen sind, aus denen die Complication besteht. Die Annalen der Erfahrung liefern Fälle von Complicationen der Verletzungen des Rückenmarkes, bei denen das Urtheil der gerichtlichen Aerzte nicht einen Augenblick geschwankt haben dürfte, und mit der

Aufzählung der interessantesten Fälle dieser Art sey die Sammlung von Rückenmarks-Verletzungen in dieser Abhandlung, und diese selbst geschlossen.

Woyt erzählt *) von einer Verletzung, wodurch die *Vena jugul. ext.* ganz zerschnitten, die *Interna* und die *Carotis* angeschnitten wurden, und der Hieb bis ins Rückenmark drang. — Büttner obducirte einen übergefahrnen Knaben, dem fünf Ribben von oben bis unten ganz durchbrochen, die Hals- und Rükkenwirbel ganz eingedrückt, und die Lungen so zusammengepreſst waren, daſs in der Brusthöhle ein groſses Extravasat lag **). Derselbe sah nach einem Schlage mit einer Axt das Rükkenmark zwischen dem ersten und zweiten Halswirbel ganz durchhauen, die Vertebral-Arterie zerschnitten, und groſse Fissuren und Extravasate im Schädel ***). Bei Morgagni †) findet sich ein Fall, wo die sechs obern Rükkenwirbel ganz zerschmettert waren, wo aber auch zugleich der Schädel vielfältig zerborsten und gebrochen war. — Eine fürchterlichere Verletzung fand ich nirgends als die bei Pyl ††), wo durch eine Axt der Kopf ganz vom Rumpfe

*) l. c. p. 182.
**) l. c. p. 48.
***) l. c. p. 86.
†) l. c. 52, 34.
††) Aufs. etc. VIII. p. 50.

getrennt, die Hirnschale tief eingeschlagen, ein Jochbein ab- und die untere Kinnlade zerhauen war! — Haugk beschreibt einen Fall, wo nebst Brüchen mehrerer Brustwirbel auch das Brustbein und viele Rippen gebrochen waren *). — Bernt sah **) nach einem Falle aus der Höhe Extravasate im Gehirn und verlängerten Mark, auf beiden Seiten mehrere Rippen gebrochen, in der Brusthöhle zwei Pfund ergossenes Blut und den siebenten Hals- und fünften Rückenwirbel queer durchbrochen.

§. 41.

Als summarisches Resultat geht nun aus unsern Untersuchungen folgendes hervor:

Es sind unter den Verletzungen, denen das Rückenmark ausgesetzt ist:

Absolut lethal.	Nicht absolut lethal.
Stichwunden im obern Theil;	Stichwunden in den untern Theilen.
Hiebwunden im obern Theil;	Hiebwunden in den untern Theilen.
Continuitätstrennungen des ganzen Markstranges; deshalb auch	

*) *Diss. de fract. Sterni et vertebr. Lips.* 1816.

**) Beiträge etc. III. p. 70.

Absolut lethal.	Nicht absolut lethal.
Ganz durchdringende Schufswunden;	
Wahre Luxation der Halswirbel;	Wahre Luxation der Brust- und Lendenwirbel.
Wahre Fractur der Halswirbel;	Wahre Fractur der Brust- und Lendenwirbel.
	Brüche der Dornfortsätze der Wirbel.
Ausgetretene Flüssigkeiten im Canal der Wirbelsäule.	Erschütterungen.

FSC
www.fsc.org
MIX
Papier | Fördert gute Waldnutzung
FSC® C083411

Zeitfracht Medien GmbH
Ferdinand-Jühlke-Straße 7
99095 Erfurt, Deutschland
produktsicherheit@kolibri360.de